homéo

ALLERGIE

• Tout savoir sur les allergies • Des traitements efficaces et adaptés à chaque cas • Des conseils pratiques • Votre guide de santé homéopathique •

Bibliographie de l'auteur

HOMÉOPATHIE TRADITIONNELLE,
éd. Presse médicale européenne, 1976

HOMÉOPATHIE ET LANGAGE DU CORPS,
éd. Robert Laffont, 1982

HOMÉOPATHIE ET RHUMATOLOGIE,
éd. Similia, 1984

MAUX DE TÊTE ET BLEUS DE L'ÂME,
éd. Robert Laffont, 1986

LA CONSULTATION HOMÉOPATHIQUE,
éd. Similia, 1987

BLOQUÉS DU DOS, REDRESSEZ-VOUS,
éd. Burning Bush, 1988

HOMÉOPATHIE ET MANIFESTATIONS ALLERGIQUES,
éd. Similia, 1992 (2e édition)

HOMÉOPATHIE ET MAUX DIGESTIFS,
éd. Similia, 1993 (2e édition)

UNICISME, PLURALISME, COMPLEXISME, LES TROIS DIMENSIONS DE L'HOMÉOPATHIE,
éd. Laboratoire Lehning, 1994

MAUX DE TÊTE ET HOMÉOPATHIE,
éd. SMP Paris, 1995

CLINIQUES HOMÉOPATHIQUES,
éd. Laboratoire Lehning, 1997

DE LA SANTÉ JUSQU'À 100 ANS,
éd. Résurgence, 1999

COLLECTION
homéo
GUIDE

homéo ALLERGIE

• Tout savoir sur les allergies • Des traitements efficaces et adaptés à chaque cas • Des conseils pratiques • Votre guide de santé homéopathique •

DOCTEUR ROLAND SANANÈS

HACHETTE - SIMILLA

Dans la collection « **HOMÉOGUIDE** » :

HOMÉOGUIDE
Drs J.-M. Tétau, M. Levrat, C.-A. Pigeot, P. Setiey

HOMÉOADO
Dr T. Joly

HOMÉOBÉBÉ
Dr T. Joly

HOMÉODERMATO
Dr P. Popowski

HOMÉODIGESTION
Dr R. Sananès

HOMÉOENFANT
Dr T. Joly

HOMÉOFATIGUE
Dr D. Scimeca

HOMÉOFEMME
Drs J.-M. Tétau, C.-A. Pigeot

HOMÉOGROSSESSE
Dr J.-M. Tétau

HOMÉOMINCEUR
Dr M. Tétau

HOMÉO-ORL
Dr D. Scimeca

HOMÉORHUMATISME
Dr R. Sananès

HOMÉOSEXUALITÉ
Dr P. Benkemoun

HOMÉOSOMMEIL
Dr P. Pilard

HOMÉOSTRESS
Dr G. Pacaud

HOMÉOVACANCES
Dr J.-M. Tétau

Maquette de couverture : Guylaine et Christophe Moi

AVANT-PROPOS

Le docteur **Roland Sananès** exerce la médecine à Paris depuis 1957. Il est diplômé de médecine physique. Il exerce de nombreuses fonctions dans le domaine médical : président du Collège français de Sciences humaines, directeur des Etudes à Toulouse, Montpellier, Bordeaux et Nice. Il a été président de la Société médicale de Biothérapie et il a dirigé l'enseignement de l'homéopathie à la faculté de Médecine. Enfin, en tant que directeur des Etudes à la confédération des médecins homéopathes et biothérapeutes, il a enseigné dans différents centres universitaires de l'hexagone.

POURQUOI *HOMÉOALLERGIE* ?

Comme monsieur Jourdain pour la prose, nos aïeux faisaient de l'allergie sans le savoir. Ainsi, les historiens sont à peu près sûrs que la mort soudaine du pharaon Ménès, en l'an 3 000 avant J.-C., est due au choc anaphylactique entraîné par une piqûre de frelon. On passera sur l'impératrice Marie-Louise, affligée d'une rhinite perpétuelle, sur Richard III que son urticaire autorisait à accuser ses proches d'empoisonnement, pour arriver au célèbre asthme de Marcel Proust, auquel on doit sans doute l'art et le talent du grand écrivain. Asthme certainement autant allergique que psychique : les malaises de Proust ont poussé sa mère à le surprotéger et contribué à la construction de la personnalité que l'on sait.

L'asthme est étudié depuis l'Antiquité. Au XIIe siècle, le médecin juif du sultan Saladin II publie un traité de cette maladie. En 1700, Duvoisin entrevoit la réalité en considérant le « rhume des roses » des pharmaciens comme une maladie professionnelle. Mais il faut attendre le XIXe siècle pour que soit établie la relation entre graminées et rhume des foins, entre poils d'animaux et asthme. De nombreux chercheurs avaient peu à peu approché la vérité. Ainsi, l'Anglais C.-H. Blackley, affligé d'un rhume des foins, s'était provoqué une violente crise d'urticaire en déposant du pollen sur son bras égratigné. Mais ce sont deux médecins français, Richet et Portier, qui eurent le mérite de fournir une explication du phénomène allergique. Dès lors les travaux allaient se multiplier, éclairant les diverses facettes de l'allergie. Car les causes en sont multiples et complexes, de la piqûre d'insecte aux aliments, voire au psychisme, et les manifestations les plus variables.

Tandis que la médecine progresse, que l'espérance de vie augmente, les cas d'allergie ne cessent de se multiplier. Ce n'est plus seulement la nature qui est en cause, mais aussi la **prolifération de substances** généralement de synthèse, utilisées dans toutes les industries. Polluants alimentaires, produits ménagers et d'entretien, aérosols, voire médicaments dont les Français sont des consommateurs déraisonnables, tous ces éléments se liguent pour augmenter chez chacun de nous des réactions désagréables. La meilleure preuve en est le nombre de victimes de l'allergie : environ 25 % de la population ! Et l'Organisation mondiale de la santé la place au **septième rang** des maladies mondiales.

La **diversité** des troubles et la **difficulté** à en déterminer le **facteur déclenchant** représentent un véritable casse-tête pour le praticien. L'homme expose son rythme vital au monde extérieur et à des facteurs qui l'écrasent ou le vivifient (soleil, brouillard, humidité). Nous ne sommes pas tous égaux devant la maladie. Et l'histoire d'une maladie donnée, chez un individu donné, s'avère très complexe.

Hormis les cas graves qui nécessitent une hospitalisation, le patient, souvent, ne consulte pas parce qu'il se sent réellement malade, mais parce que sa vie quotidienne est empoisonnée par des troubles divers, respiratoires, digestifs, cutanés ou oculaires.

L'HOMÉOPATHIE, UNE AUTRE MÉDECINE

L'homéopathie a pour principale vertu de stimuler les **défenses naturelles de l'organisme** de lutter contre les agressions extérieures. De même que l'introduction répétée d'agents allergènes dans l'organisme déclenche une réaction immunitaire exagérée – **l'allergie** –, de même l'homéopathie, par l'apport étalé dans le temps de substances identiques aux allergènes selon la loi de similitude, **réarme les défenses** de l'organisme face à un environnement hostile.

Dans ce domaine, l'allopathie, qui ne fait pas appel aux défenses de l'organisme mais se contente de **lutter directement** contre l'agent pathogène, reste relativement impuissante, quand elle ne risque pas d'ajouter un facteur d'allergie supplémentaire. Elle se contente d'atténuer les symptômes parfois violents, parfois dangereux, de la crise allergique.

La **fatigue** est un excellent exemple : face à elle, la médecine courante distribue largement tranquillisants ou antidépresseurs, concluant à une immunodépression. Or, si le malade **rééquilibre son alimentation** (en évitant par exemple les laitages, le sucre, les mélanges), s'il s'aide d'un **remède homéopathique**, le voilà de nouveau en forme.

L'acte homéopathique aide le malade à prendre rendez-vous non avec le médecin, mais **avec lui-même**, ses faiblesses et ses erreurs d'hygiène de vie.

Lorsqu'on parle d'homéopathie, il faut toujours garder à l'esprit les trois grands principes qui ont présidé à sa découverte :

- **la loi de similitude,**
- **l'infinitésimalité,**
- **la globalité.**

■ *La loi de similitude*

Samuel Hahnemann était médecin dans un XVIIIe siècle où fleurissait l'ignorance. Il était tout imprégné de la lecture d'Hippocrate, et souffrait de rencontrer autant d'échecs dans le traitement de ses malades. À cette époque, en effet, les **maladies** et la **mortalité** atteignaient les plus hauts niveaux. Devenir meurtrier de ses frères humains par ignorance devint un supplice pour Hahnemann. Son esprit studieux se pencha alors sur la toxicologie, la science des poisons et des toxiques.

La lecture de travaux de Cullen sur le **quinquina** fut une révélation. Il décida d'expérimenter ce produit sur lui-même. On l'utilisait alors pour soigner les fièvres, c'est-à-dire la malaria. Il en absorba des quantités importantes et s'aperçut qu'il ressentait **les symptômes mêmes** éprouvés par les malades. De là à poser l'hypothèse de travail suivante : une substance qui produit certains symptômes morbides chez une personne saine a peut-être la possibilité de **guérir le malade** qui présente ces mêmes symptômes, il n'y avait qu'un pas. Vite franchi par Hahnemann qui multiplia les expérimentations sur son entourage jusqu'en 1796, date à laquelle il énonça, dans une publication, le **principe de la similitude**.

Cela revenait à affirmer :

- Que toute substance provoque un certain nombre de **symptômes** chez l'individu **sain** qui l'absorbe. Ces manifestations révèlent en fait la réaction de l'organisme à l'agression subie.

Ainsi, le quinquina avait déclenché chez Hahnemann les réactions habituellement observées chez les malades atteints des **fièvres paludéennes**. De même, l'hellébore, à forte dose, provoque la diarrhée. À dose infinitésimale, il la guérit. L'opium à haute dose provoque l'anesthésie, mais stimule les indolents à dose infinitésimale. On pourrait multiplier les exemples.

- Que les **symptômes morbides** sont les sensations et les réactions qui surviennent systématiquement avec telle ou telle maladie. Un rhume se caractérise par des secrétions nasales, le nez qui coule, les yeux gonflés et larmoyants, des éternuements, etc. Quand on épluche des oignons, on a le nez qui coule et se bouche, les yeux qui pleurent, bref, quelques-uns des symtômes annonçant le rhume. D'où aujourd'hui l'emploi de ALIUM CEPA (oignon) dans le traitement homéopathique du rhume et de la rhinite allergique.
- Que l'on va donc employer à des fins thérapeutiques, dans une maladie donnée, la substance qui provoque, chez un individu sain, **les mêmes symptômes que cette maladie. Mais, et c'est le plus important du travail de Hahnemann, pour qu'il y ait guérison, il faut que ladite substance soit prescrite à dose faible ou *infinitésimale.***

Voici quelques exemples de substances entraînant des troubles à forte dose et guérissant les symptômes identiques de certaines maladies à **dose homéopathique** :

L'**arsenic** donne des brûlures d'estomac ; ARSENICUM guérit les ulcérations digestives.

Le **venin d'abeille** provoque un œdème ; il soulage les jambes lourdes (APIS MELLIFICA).

Le **poivre** irrite le tube digestif ; il soigne l'inflammation des muqueuses de l'estomac et des oreilles (CAPSICUM).

À partir de ces découvertes, Hahnemann multiplie les expériences, les statistiques, et sonde l'énergie subtile de la nature. **Il apporte la preuve contraire au principe cartésien qui veut que l'effet soit proportionnel à la dose.** Dire qu'il fut écouté du corps médical de son époque serait mal connaître l'accueil généralement réservé aux trouvailles de génie. Heureusement, ses disciples allaient continuer son œuvre et lui donner toute sa cohérence.

■ *Des doses infinitésimales*

On touche ici au cœur du grand débat sur l'homéopathie. Ses détracteurs, dont les motivations ne sont pas toujours seulement intellectuelles, doutent qu'une dilution ne contenant plus de molécule du produit puisse avoir un quelconque effet sur l'organisme humain ou animal. La bataille dialectique autour de la **dernière molécule présente** est toujours d'actualité : pourtant, si on prend trois flacons d'APIS MELLIFICA dont un seul contient **LA** molécule présente, on constate que les trois sont actifs !

Les travaux du professeur Jacques Benveniste, victimes pour l'heure d'un ostracisme farouche, tendent cependant à prouver l'efficacité des doses infinitésimales en posant l'hypothèse d'une **imprégnation magnétique** de l'eau ayant contenu la substance traitante.

Un peu partout dans le monde, d'ailleurs, les résultats obtenus par d'autres chercheurs sont venus appuyer ses thèses qui ont fait, à leur époque, couler tant d'encre. Nous n'entrerons pas ici dans ce débat. Il nous suffit de constater chaque jour les résultats obtenus quand la **toxicologie** devient **thérapie** grâce à l'**atténuation infinitésimale**.

Les malades sont d'ailleurs de plus en plus nombreux à préférer l'homéopathie qui leur propose une efficacité sans risque, dans le droit fil des préceptes d'Hippocrate, père de la médecine, qui recommandait : « *Primum non nocere* », « Tout d'abord ne pas nuire ». Et aussi le médecin homéopathe, qui les écoute et tient compte de leur personnalité, de leur vécu et de leur état pris dans leur globalité.

■ *Dilution et dynamisation*

Pour s'y retrouver dans la pharmacopée homéopathique, mieux vaut avoir quelques notions des normes admises pour les dilutions. Pour obtenir des doses infinitésimales, on procède à des **dilutions successives** de la substance choisie. Avec des phases de dynamisation consistant en **secousses** imprimées à la dilution. Hahnemann et, à sa suite, toute une lignée de praticiens homéopathes ont constaté que **l'efficacité augmente avec la hauteur de la dilution**.

La première question qui vient à l'esprit est de savoir à quoi correspond ce fameux **CH** indiquant sur tous les tubes de granules la dilution du produit. Le CH représente la **première dilution centésimale hahnemanienne**, c'est-à-dire la première dilution à un volume pour cent. Au cours de la fabrication, on prélève alors une goutte de cette première dilution, on la mélange à quatre-vingt-dix-neuf gouttes d'une solution alcoolique :

on obtient la **seconde dilution centésimale** ou 2 CH, etc. Ce qui explique que, dès la douzième dilution, il n'existe **plus de chance de trouver trace** du produit initial, tout au moins à l'aide des moyens scientifiques actuels.

Quant au **« D »**, il représente une dilution à la décimale.

Dans la pratique homéopathique, on utilise la dilution **4 CH** pour les lésions organiques (ARNICA en cas de contusion) : c'est la zone d'**efficacité organique**.

La dilution 7 CH correspond à une zone d'efficacité **neuro-végétative** (stress et adrénaline).

Enfin, les dilutions 15 CH et 30 CH sont employées pour les **grandes contusions psychiques**.

■ *La globalité*

Tous les aspects du patient sont en effet pris en compte par le praticien. Et pour les déterminer, celui-ci fait souvent appel à des paramètres totalement inconnus dans la médecine conventionnelle. Ainsi, le médecin va se soucier de savoir si le malade aime le sucre ou le sel, s'il rêve la nuit, s'il dort les pieds hors du lit, comment il réagit à telle ou telle circonstance... Ce qui **améliore ou aggrave** les symptômes est aussi très important pour établir le diagnostic et le traitement. Car aucun élément du corps ne fonctionne isolément. Tout retentit sur tout. L'homéopathie approche le patient dans sa **globalité**, en tenant compte de symptômes secondaires, à première vue complètement hors sujet, qui cependant sont des indicateurs précieux dans le cas examiné. Si les signes de la maladie méritent attention, le regard sur l'**homme malade** mérite autant d'intérêt. Car le patient entretient avec son trouble un **déficit émotionnel**, un comportement psychique hautement **individualisé**. L'homéopathie établit la **radioscopie du vivant** et détecte l'**écho du trouble des consciences**. Ainsi, IGNATIA est dans l'incapacité de **pleurer** aux enterrements, car, dit-il (ou elle) : *« Je ne veux pas alourdir la peine des autres. Les larmes ne suppriment pas les causes de la souffrance et du deuil. »*

Les questions, nombreuses et parfois bizarres, posées au patient au cours de l'interrogatoire, portent sur de petits événements de la vie quotidienne et contribuent à donner l'impression au consultant qu'enfin on le regarde et l'écoute vraiment, et que son cas est, en quelque sorte, **unique**, même s'il se rattache à de grands types homéopathiques.

En conséquence, il se rend compte que le traitement qui lui est recommandé est établi en fonction de sa personnalité, qu'il lui correspond vraiment. Cette **confiance** est importante car elle encourage le patient à suivre scrupuleusement son traitement et aide son mental à intégrer l'idée de la guérison.

L'interrogatoire précis et complet servant de base à la consultation sous-tend le présent ouvrage. Certains des **termes** employés dans le langage homéopathique peuvent paraître **péjoratifs** ou **durs**. Reflet des hommes et de leur âme secrète, ils sont en fait **exagérés** pour définir les **types** de patients. Ils ne doivent pas empêcher chacun de s'y reconnaître.

COMMENT AGIT LE REMÈDE

L'interrogatoire que nous venons d'évoquer permet à l'homéopathe de définir la **constitution** de son patient, donc d'affiner son approche avec des **termes** appartenant au **langage homéopathique**, participant à la fois de la médecine et de la vie elle-même. Ces constitutions types, **carbonique, fluorique** et **phosphorique** (on aura déjà constaté qu'elles évoquent des noms de remèdes) présentent des constantes aux plans **psychologique** et surtout **physiologique**. Des personnes du même type seront sensibles de la même façon à telle affection et réagiront de façon très semblable à une maladie donnée. Au sein de ces « familles » se dessinent ensuite des types, des profils homéopathiques que l'on retrouvera dans les **portraits** qui suivent.

À titre d'exemple, précisons que le type **carbonique**, robuste et résistant, calme et ouvert, aux **articulations** flexibles, peut s'enliser dans une raideur progressive à la fois **physique** et **psychique**.

Une personne **fluorique** a les doigts longs, des dents assez mal plantées et parfois un caractère instable, nerveux.

Enfin, le **phosphorique**, mince, élancé, est hypersensible et peu résistant. Il doit faire attention à son cœur et calmer ses nerfs ainsi que sa vive sensibilité.

Ces grands types sont utiles au médecin. Ils permettent de déterminer le « terrain » du patient, donc d'évaluer ses risques et ses points faibles. Cette notion de **terrain** est **fondamentale** en homéopathie et elle participe certainement pour une grande part à son efficacité. Elle permet à la fois de déterminer les risques et le remède qui convient. Ne vous étonnez pas si votre homéopathe vous annonce que vous êtes NATRUM

SULFURICUM. Sachez seulement que vous connaissez désormais le remède qui vous soulagera et aussi que vous présentez un certain nombre de sensibilités et d'affinités avec telles substances et telles maladies.

La connaissance homéopathique est toujours **verticale**, elle **englobe le psychisme**. L'homéopathie pose un regard synthétique sur le patient et tend vers une thérapeutique de réorganisation de l'être humain en posant en quelque sorte, avec le remède, la pièce manquant à la construction humaine.

Si l'on compare les deux types de médecines, allopathique et homéopathique, disons que **l'allopathie** couvre les **symptômes** gênants, à coups d'antispasmodiques, d'anti-inflammatoires, d'antimigraineux et autres. L'**homéopathie** enclenche un processus de **recharge immunitaire**, c'est-à-dire qu'elle stimule les **défenses naturelles** de l'organisme par la **dose infinitésimale** en tenant compte du **psychisme**. Et ce, **sans risque** d'effets secondaires ni d'intoxications.

Pour Hahnemann, si la cause connue de la maladie est le microbe, la maladie, elle, est **toujours générale**. Malgré les détracteurs des principes de l'homéopathie, force est de reconnaître que ces derniers font partie du **patrimoine médical**, ne serait-ce que dans la vaccinothérapie, la désensibilisation allergique, le traitement hormonal, l'immunothérapie, toutes méthodes utilisant des **doses infinitésimales**. En s'opposant au principe pasteurien « le microbe est tout », le savoir homéopathique redonne à l'homme, à sa propre histoire et à son psychisme toute leur valeur. Elle l'aide à acquérir ce principe qui lui permet de vivre dans son environnement : l'**adaptation**.

Le remède homéopathique peut être de trois origines : végétale, minérale ou animale, avec des zones d'action différentes.

- **Origine végétale :** plantes, fleurs, racines, etc., d'action courte, peut se répéter et être employé à hautes dilutions dans les affections aiguës.
- **minérale :** métaux, sels minéraux, etc., agit plus lentement mais en profondeur, on le répète moins souvent, généralement en 7 CH, dans les maladies chroniques dégénératives.
- **animale :** encre de seiche, venins, etc., agit sur l'expression psychique, jalousie, mélancolie, colère et s'emploie à haute dilution…

Le remède homéopathique se présente en **granules**, en **globules**, ou en **teinture mère**. Les granules ou globules, comme le contenu des ampoules, doivent être gardés quelques secondes **sous la langue** et non pas avalés : le principe actif et son message passent directement dans la circulation sanguine par une petite artère située sous la langue (prise perlinguale). Aux bébés, on les donne dans un peu d'eau minérale.

Il est recommandé, pour une meilleure efficacité, de prendre les médicaments en dehors des repas, de diminuer la prise de **thé** ou de **café** et, traditionnellement, de ne pas consommer de produits à base de **menthe** ou de **camphre**.

Les médicaments seront pris plusieurs fois dans la journée en cas de crise aiguë, matin et soir généralement en cas de maladie chronique ou en voie de guérison.

Les remèdes homéopathiques sont particulièrement faciles à prescrire aux enfants qui les prennent pour des « bonbons » ! Et pas de crainte à avoir si le cher petit avale tout le tube par mégarde : il ne se retrouvera jamais au centre antipoison !

L'homéopathie est-elle maintenant prise en charge par la Sécurité sociale ? **Oui**, avec certaines réserves. Régulièrement, on agite le spectre de la déréglementation qui priverait les patients de ce remboursement. Quant aux **consultations,** elles sont remboursées comme toutes les consultations de spécialistes. Face à la consommation médicamenteuse délirante des Français et au déficit vertigineux de la Sécurité sociale, on pourrait suggérer à nos politiques d'être plus attentifs à la solution économique et efficace que représente l'homéopathie !

LA PRATIQUE HOMÉOPATHIQUE

La pratique du médecin homéopathe englobe en fait plusieurs spécialités, puisqu'il considère le patient dans sa totalité. Ceci dit, les méthodes diffèrent. Certains ciblent surtout l'organe atteint, d'autres se préoccupent essentiellement du psychisme, prenant ainsi le relais des tranquillisants et somnifères, d'autres enfin écoutent les sirènes des laboratoires et prescrivent des produits vaguement homéopathiques, qui déçoivent la clientèle.

Le praticien homéopathe a besoin d'une information très complète obtenue grâce à une **interrogation attentive** de la personne, à l'aide du fameux interrogatoire détaillé dont nous avons déjà parlé.Tous les **signes personnels** ont leur importance : ne pas tolérer les cols, le tabac, transpirer de la lèvre supérieure, parler en dormant, avoir peur de parler en public, oublier les mots en écrivant, laisser tomber les objets de ses doigts, laisser la lumière allumée ou une porte ouverte pendant le sommeil, chercher des places fraîches dans le lit, transpirer de la tête seulement, etc. Les facteurs d'aggravation ou d'amélioration sont également significatifs : se sentir mieux en pleurant, plus mal quand on est consolé, ou seul, ou en compagnie, etc.

L'homéopathie, médecine **globale et personnalisée**, permet de prendre en compte tous les paramètres qui caractérisent le patient : vécu antérieur, psychisme, métier, hérédité, etc.

AVERTISSEMENT

On ne reconnaît pas forcément un bon homéopathe au fait qu'il parle abondamment, emploie un langage savant et manie un ordinateur.
Le bon homéopathe sait être à l'écoute du langage choisi par le malade, avec le respect des mots, du langage populaire, du style et du verbe. Celui-ci est toujours le reflet des consciences, y compris les plus humbles. Derrière les paroles, le bon médecin est aussi attentif au sens profond du non-dit.

COMMENT UTILISER *HOMÉOALLERGIE*

Les Editions Similia et les Editions Hachette poursuivent la publication des **guides homéopathiques** avec le présent volume destiné à tous ceux, et ils sont nombreux, qui sont victimes de l'allergie.

Vous apprendrez ainsi à mieux connaître encore l'homéopathie, à améliorer votre santé et à agir au mieux dans l'attente de la consultation. Cette « culture homéopathique » vous permettra de mieux répondre à l'interrogatoire, de mieux comprendre les explications du praticien et de mieux gérer votre traitement.

Homéoallergie sera votre guide pour améliorer dans la mesure du possible votre environnement et votre qualité de vie, pour mieux vous connaître et enfin pour mieux collaborer avec votre médecin sur la voie de la guérison. Il concerne tous les allergiques. Les **portraits types** situés au début du volume permettent à chacun de déterminer son appartenance à tel ou tel remède et, donc, le remède qui est le « sien ». Il lui faudra cependant obtenir confirmation de son médecin. Le guide comprend ensuite deux grandes parties, la première traitant des allergies en général, de leurs causes et de leurs effets, et l'on connaît leur complexité. La seconde partie est plus pratique : elle aborde les différentes sortes d'allergies. Chacun pourra donc y retrouver son propre cas, les symptômes qu'il éprouve et les solutions homéopathiques proposées.

Dans tous les chapitres, vous trouverez :

- Une énumération des **symptômes** qui permet à chacun de se situer.
- Les **traitements** appropriés, en fonction de ces manifestations caractéristiques.
- Des **conseils** et des **avertissements.** Ces derniers se veulent tout à fait concrets et constituent des pistes au quotidien pour éviter certaines erreurs et améliorer son état par des règles d'hygiène de vie très simples. C'est particulièrement important dans le domaine de l'allergie.
- Parallèlement à l'homéopathie proprement dite, vous vous trouverez bien d'adjoindre d'autres thérapies naturelles : l'**oligothérapie** (traitement par les minéraux et les vitamines), l'**aromathérapie** et la **phytothérapie**. Cette dernière comprend le traitement par les plantes proprement dit et la **gemmothérapie**, qui s'apparente à la fois à la phytothérapie et à l'homéopathie puisqu'il s'agit de traiter par des **extraits d'embryons végétaux à doses homéopathiques**.

Pour une lecture plus facile de l'ouvrage, les paragraphes traitant de la **phytothérapie**, de l'**aromathérapie** et de la **gemmothérapie**, pour indiquer qu'il s'agit de plantes employées selon des techniques différentes **de l'homéopathie,** seront signalés par un symbole placé en marge :

[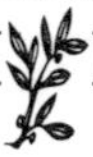],

ceux concernant les **vitamines**, les **oligo-éléments** et les **minéraux** seront précédés de :

[]

la balance indiquant que ces derniers éléments sont facteurs d'équilibre dans l'organisme.

QUELQUES PORTRAITS

Nous avons évoqué dans notre avant-propos la notion de « **constitution** », c'est-à-dire de **terrain**, avec trois grands types, **carbonique, fluorique** et **phosphorique,** basés sur des **constantes** observées chez les individus appartenant à tel ou tel de ces groupes. Mais la pratique homéopathique va encore plus loin.

À partir de nombreuses observations très affinées, les auteurs et les praticiens ont déterminé des « **profils** » homéopathiques dont les paramètres physiques, physiologiques et psychologiques sont encore plus précis. À chaque portrait, correspond un **remède homéopathique**, au point que les homéopathes ont pris l'habitude de dire, par exemple, en raccourci : « *Vous êtes SULFUR* » (ou PULSATILLA, ou NUX VOMICA…) Qu'est-ce que cela veut dire ? Que vous présentez un très grand nombre des caractéristiques qui appellent la **prise** de ce médicament. Vous ne ressemblez pas pour autant **totalement** à toutes les personnes « SULFUR » comme se ressemblent des jumeaux ! Mais vous avez avec eux des points communs. Et à vous aussi ce remède **convient** et **améliore votre état**.

Il est utile de savoir à quel type vous appartenez. C'est une façon de **vous mieux connaître**, de vous **prendre en charge** aussi puisque vous connaissez le remède qui vous fait toujours du bien. Lors de la consultation, c'est une **indication** intéressante pour le praticien. Ce qui ne l'empêche pas de remettre en cause cette classification. Non pour controverser l'approche de votre précédent thérapeute ou vos conclusions à la lecture de ce livre, mais peut-être parce que **vous avez changé**. On n'est pas forcément SULFUR toute sa vie. C'est là une autre finesse de l'homéopathie. Elle tient compte de ce que vous êtes à **un moment donné** de votre vie. Elle **s'adapte** à votre **évolution personnelle**.

Voici quelques portraits vus, bien sûr, sous l'angle de l'**allergie**. Il n'est pas indispensable de rassembler toutes les caractéristiques d'un type pour lui appartenir. Votre homéopathe vous le dira. Bien que les phrases soient la plupart du temps au masculin, comme les remèdes, ces portraits concernent aussi bien les femmes que les hommes, les petites filles que les petits garçons.

ACONITUM, CHERCHE AIR DÉSESPÉRÉMENT

Certains bébés ACONITUM NAPELLUS naissent avec un **début d'asphyxie** dû à l'enroulement du cordon autour du cou. Ce sont des enfants au **larynx étroit**, qui souffrent de crises d'étouffement. L'air est pour eux l'aliment de la vie. Angoissés, ils cherchent à prendre appui sur la main de leur mère.

L'adulte ACONITUM NAPELLUS a toujours cette angoisse de ne plus pouvoir aspirer l'air, une **peur intense**, incommensurable d'étouffer comme le poisson hors de l'eau qui a mémorisé la grande peur de la mort imminente. Sa gorge est serrée. Son cœur lui semble enfermé dans un anneau d'acier. Sa **peur constante de mourir** lui fait demander d'urgence le médecin, une piqûre, quand ce n'est pas l'ambulance ou les pompiers ! C'est l'**appel aux soins immédiats**.

Non seulement il cherche l'air, mais il peut aussi être victime de **crises expiratoires** et de soudaines crises d'**asthme**, intenses, avec une sensation de **constriction** à forme angoissante. Il a alors une **impression réelle de mort consciente** ou inconsciente qui s'inscrit dans le thème de la suffocation.

Dans la vie quotidienne, n'essayez pas d'emmener ACONITUM NAPELLUS au défilé du 14 juillet : la **foule** lui est insupportable, voire la rue, tout simplement. Un ou une ACONITUM NAPELLUS n'ira pas avec vous lécher les vitrines, encore moins faire du shopping dans un grand magasin : il lui faudrait prendre un bain de **foule** et aussi prendre l'**ascenseur**, ce qui fait partie de ses **phobies**.

ACONITUM NAPELLUS a peur aussi de l'**obscurité** et, d'une manière générale, de tous les espaces clos. Toutes ces peurs sont de véritables **phobies**. Paradoxalement, ACONITUM NAPELLUS redoute aussi les endroits **élevés**. Ces angoisses appartiennent au domaine de l'inconscient, ce qui l'empêche de les exprimer et de les justifier. En fait, chez lui, tout est intense et irraisonné, ses **émotions** sont envahissantes et il passe brutalement de l'état de santé à l'état de défense angoissée.

ARSENICUM ALBUM, LA PEUR DE LA MORT

Il n'y a pas d'âge pour avoir peur de la mort. L'enfant ARSENICUM ALBUM ne s'endort pas sans une veilleuse, car le noir ravive sa **peur fondamentale**. On ne naît pas forcément ARSENICUM ALBUM. On peut le devenir pendant l'enfance, et être affligé de cette angoisse bien particulière à la suite d'un choc, d'un événement tragique (mort d'un proche, d'un animal, hospitalisation sans la mère...). Cet enfant craint aussi le **froid**, la **solitude**. Il économise ses forces, évitant de courir et de jouer. Il préfère se concentrer sur ses jeux de patience – occupation méticuleuse, quasi rituelle – qu'il range ensuite soigneusement, car il est **ordonné**, presque maniaque.

Il est sujet à des **démangeaisons** dues à un eczéma particulièrement intense dans la seconde partie de la nuit. L'**asthme** trouve aussi chez lui un terrain favorable. Conséquence de la perturbation psychique profonde due à l'angoisse, l'enfant ARSENICUM ALBUM souffre souvent de **gastro-entérites** sévères, signalées par une diarrhée brûlante et nauséabonde. Les **otites** aiguës, suppurées, se multiplient et s'intensifient, elles aussi, dans la seconde partie de la nuit, comme, d'ailleurs, les **insomnies** fréquentes chez ce petit angoissé.

Lorsque ces troubles surviennent chez un enfant mince, pâle, à la peau sèche, mais pourtant coquet et raffiné, aimant les bains chauds et d'une manière générale la chaleur, on peut vraiment penser qu'il s'agit d'un petit ARSENICUM ALBUM.

L'adulte ARSENICUM ALBUM confirme ces tendances. Le poids de l'expérience et le temps qui passe renforcent son **angoisse de la mort** et sa peur du **vieillissement** et de la **dégradation**. Frilosité, troubles digestifs, insomnies sont toujours son lot. En fait, il souffre d'un **affaiblissement des forces vitales** et d'une difficulté à fixer l'oxygène de l'air. ARSENICUM ALBUM est le remède de Marcel Proust, celui de l'**intériorisation psychique** développée depuis l'enfance.

Monsieur ARSENICUM ALBUM est un angoissé **méticuleux**. Il vérifie son travail plutôt deux fois qu'une, avec une tendance à se stresser sans raison. Il rationalise les moindres étapes de sa vie. Madame ARSENICUM ALBUM est du genre à vous glisser des patins sous les pieds avant d'entrer dans le salon. Au travail, son bureau est toujours impeccablement rangé. Elle fait du sport par peur de perdre sa ligne ou ses muscles et s'avère la spécialiste des jeux éducatifs pour ses enfants. Tous deux ignorent jusqu'au sens du mot détente ou du mot ludique et s'économisent jusque dans le plaisir.

L'un et l'autre ont une **peau sèche**, squameuse, et souffrent d'**allergies respiratoires** aux poussières et aux moisissures. Celles-ci leur sont d'ailleurs interdites également dans les fromages. L'asthme est la **maladie typique** de ARSENICUM ALBUM, un **asthme** dont il convient de rechercher la périodicité et les heures d'aggravation. On constate le plus souvent que les crises surviennent entre 1 et 3 heures du matin, au nadir du globe terrestre, quand le corps est le plus éloigné des radiations solaires qui le soutiennent. Aussi, angoisse et asthme sont présents et interactifs (agissant l'un sur l'autre) à l'heure du **réveil nocturne**.

Devant ces troubles psychiques et respiratoires, le médecin homéopathe prescrit souvent à ARSENICUM ALBUM son médicament, bien sûr, **associé** à POUMON HISTAMINE.

CHAMOMILLA, LE HARGNEUX BELLIQUEUX

Un enfant CHAMOMILLA n'est pas facile à élever. **Coléreux**, il se met en rage quand on le regarde ou quand on le touche. Agité, **impatient**, capricieux, il explose facilement en des **colères mémorables**, se roulant alors par terre. Il déteste **rester immobile** et adore les promenades dans sa poussette, à condition qu'elles ne marquent pas trop de temps d'arrêt aux feux rouges ou devant les vitrines. On pourrait dire qu'il représente un cocktail de SULFUR et de NUX VOMICA !

La principale caractéristique de CHAMOMILLA est de ne pas supporter la **douleur**. Il présente souvent une rougeur à **une seule joue**, a tendance à la diarrhée à odeur d'œufs pourris et tousse souvent entre 20 heures et minuit. Les **poussées dentaires** sont parfois très fortes chez le nourrisson, au point que l'on a parfois exagérément cantonné ce remède dans ce domaine particulier. Ces crises provoquent souvent des poussées aiguës d'histamine qui annoncent un **terrain allergique**, avec bronchite, asthme ou même l'impressionnant « faux croup », dû au **spasme laryngé** et à l'adrénaline.

Adulte, CHAMOMILLA est celui qui, dans les embouteillages, agonit de mots grossiers le conducteur qui lui barre la route. Mais la colère s'apaise tout aussi vite. Monsieur CHAMOMILLA se calme au cinéma et parfois s'y endort. Madame se détend chez son coiffeur, où les vibrations du casque séchoir calment son humeur. Si survient une **douleur**, CHAMOMILLA se précipite sur le tube d'aspirine, jure, tempête, bref, ne **supporte pas**. Chez le dentiste, monsieur comme madame exigent **l'anesthésie**. *« C'est plus fort que moi ! »* disent-ils. Dans ces moments-là, ils ne supportent pas de voir leur entourage **ne pas souffrir** !

Ils parlent volontiers d'euthanasie à l'évocation d'éventuelles souffrances à venir. À cause de son aversion de toute souffrance, madame CHAMOMILLA a très mal vécu son **accouchement** et il n'a pas été question d'éviter la péridurale.

Elle qui ne supporte déjà pas la douleur causée par ses **règles**, fortes, accompagnées de coliques ! Sa **tendance aux colères violentes** a d'ailleurs failli entraîner, au début de sa grossesse, une fausse couche par blocage psychique dans la zone gynécologique. **Asthme** et **eczéma** sont le lot de CHAMOMILLA par poussées successives, étroitement liées aux explosions violentes et soudaines du psychisme, et les poussées d'adrénaline aggravent les crises.

FLUORICUM ACIDUM, VITE, VITE !

C'est un enfant **actif, rapide, résistant**, toujours en mouvement. Ne donnez pas à l'enfant FLUORICUM ACIDUM un puzzle ou un jeu de patience : c'est trop long pour lui. Il lui faut du rapide. Il court plutôt que de marcher et veut avoir fini d'apprendre sa leçon avant d'avoir commencé.

L'adulte FLUORICUM ACIDUM est lui aussi **hyperactif**. Il a toujours trop **chaud** et sa peau est souvent rouge, présentant de nombreuses **varicosités**. Rugueuse, indurée par endroits, elle présente un **prurit** tenace aggravé par la chaleur. Ce prurit atteint souvent les **cors**, les **durillons** qui deviennent douloureux, indurés, épaissis. Il attaque aussi les **anciennes cicatrices** qui, devenues épaisses, douloureuses, dures, sont dites **chéloïdiennes**, c'est-à-dire qu'elles présentent des tumeurs cutanées en forme de bourrelets allongés.

La peau s'irrite également par la **transpiration**, notamment au niveau des **pieds** où elle est à la fois irritante et excoriante (provoquant des écorchures légères). FLUORICUM ACIDUM souffre souvent de **prurit anal**, et la **constipation** déclenche chez lui des **céphalées**.

Les **phanères** (ongles et cheveux) sont eux aussi en mauvais état : ongles striés, déformés, cheveux ternes et cassants avec tendance à la chute prononcée. Et, ce qui n'arrange rien, il se ronge souvent les ongles.

C'est un (ou une) voisin(e) de lit peu agréable : ses **mains** et ses **pieds** sont la plupart du temps froids. En fait, ils peuvent devenir tout à coup brûlants pendant la nuit. FLUORICUM ACIDUM souffre de **troubles de la circulation**.

FLUORICUM ACIDUM est un individu **instable**, très entreprenant, à forte **tonalité psychique**, avec une pointe d'autosatisfaction. Il a du mal à **mener jusqu'au bout ses projets**. Il s'enthousiasme aujourd'hui pour la culture des bégonias, demain pour l'électronique, et il ne faut plus alors lui parler bégonias !

Evidemment, cette **agitation** incessante, ce besoin permanent de changement et de mouvement sont épuisants pour le sujet FLUORICUM ACIDUM. Succomber aux attraits de l'**alcool** pour lutter contre la fatigue serait catastrophique ! C'est en réalité un facteur aggravant non négligeable.

GRAPHITES, UNE CERTAINE NONCHALANCE

GRAPHITES fait partie de ces bébés plutôt pâles, mous, constipés, frileux. « Beau bébé » si l'on se réfère à des critères du siècle dernier, il est en réalité freiné dans ses acquisitions motrices par son **embonpoint**. Sa peau est atone et sans vie. Son pédiatre a d'ailleurs recommandé à sa maman de veiller à ce que cette rondeur n'évolue pas en **obésité**.

Bébé GRAPHITES se gratte, car il souffre d'**eczéma**, accompagné de suintements. Les plis de son corps (d'autant plus nombreux qu'il est gras) sont ainsi le siège de démangeaisons vives, comme derrière les oreilles. Il peut aussi être victime d'autres **problèmes cutanés**. Le médecin a prévenu que son médicament n'agira pas tout de suite.

GRAPHITES adulte est à la fois **constipé** et **hypothyroïdien**. Sa peau est sèche, atone, les **glandes fonctionnent au ralenti**, ce qui entraîne un certain épaississement du corps, sans la vitalité et l'appétit de vivre que l'on voit chez SULFUR. On pourrait parler de silhouette de citadelle épaissie ou de forteresse à l'abandon. Ses extrémités sont mal régulées, la plante des pieds est sèche.

GRAPHITES présente une certaine **paresse mentale**, une **indolence** et une **nonchalance presque créoles**. Loin de participer à la vie, GRAPHITES a tendance à s'en retrancher pour s'enfermer dans le non-vivre. Madame GRAPHITES présente un **déficit hormonal**, avec une certaine aversion pour l'acte sexuel qui ne lui procure que peu de plaisir. Elle est souvent angoissée, sans définir avec précision pourquoi.

Chez GRAPHITES, la peau se couvre d'**eczéma sec**, qui **desquame** (qui libère de petites peaux mortes sèches). Ses fonctions vitales sont elles aussi atteintes d'atonie : la **constipation**, reflet de l'atonie, en est une preuve flagrante. Plus elle s'aggrave, plus la peau s'altère, présentant des rebords, plus les **paupières s'épaississent**, ainsi que la **cornée**.

Derrière cette **épaisseur de la peau**, on retrouve la lenteur des influx psychiques, l'indécision et l'incommunicabilité. GRAPHITES a une **aversion** pour le sel, le sucre, le poisson.

GRAPHITES présente souvent des éruptions et des **dartres aux commissures** et aux **plis de flexion**. Madame GRAPHITES est souvent affligée de dermatoses au niveau du **soutien-gorge**.

Le **froid** aggrave l'état de sa peau. La **chaleur**, que ce soit du lit ou de la saison, enclenche des sueurs sans issue qui se transforment en éruptions. Surviennent alors des **fissures** de l'**angle externe de l'œil** avec des paupières collées, surtout le matin, accompagnant une conjonctivite subaiguë, voire un entropion (retournement des cils à l'intérieur de la paupière). Elle peut, d'ailleurs, s'installer dans la chronicité. GRAPHITES peut également souffrir d'une intolérance à la lumière.

HEPAR SULFUR, UNE LENTEUR EXPLOSIVE

Voilà un enfant qui n'engendre pas la tranquillité. Ce **lent** aux **colères inattendues**, est en outre **fasciné par le feu**. HEPAR SULFUR aime jouer avec les allumettes et ses tendances **pyromanes** sont réelles, il doit donc être surveillé.

Il a souvent l'**oreille** ou le **nez** qui coule, avec une odeur peu agréable. En fait, il a tendance à la suppuration. Quand il souffre d'une infection ORL, l'enfant HEPAR SULFUR présente des sécrétions nasales ou auriculaires à odeur fétide et le pus de son oreille devient verdâtre. Il présente une **peau malsaine**, avec des **sueurs** fréquentes. Sa **lèvre supérieure** est **proéminente**.

Malgré son caractère difficile, capricieux, l'enfant HEPAR SULFUR est plutôt **lymphatique**, avec des **dents** facilement en mauvais état.

Devenu adulte, il semble patient et pacifique mais garde cependant sa bonne habitude de piquer des **colères explosives** au terme d'une longue patience. Des pulsions inattendues, qui peuvent tendre au geste homicide. HEPAR SULFUR est reconnaissable à sa **peau blanche**, moite, et à sa sensibilité au froid. D'ailleurs, tous les frileux sont exposés à des colères ou à des spasmes musculaires.

HEPAR SULFUR a tendance à éprouver des **douleurs** à différents endroits du corps. La **douleur** est **vive**, **intense** à l'endroit atteint, comme des échardes plantées dans la chair. La peau est malsaine, avec une odeur acide, les plaies **suppurent** et **cicatrisent difficilement**. On note souvent à l'adolescence et même à l'âge adulte la présence d'une **acné** ayant aussi tendance à **suppurer**. Chez lui, les maladies se surinfectent souvent. HEPAR SULFUR est sujet aux **sueurs fréquentes**, apparaissant facilement même en dehors de la chaleur.

HEPAR SULFUR est un **infecté chronique**. La sphère **ORL** est particulièrement visée. Son ennemi principal est le **streptocoque** et on a pu vérifier **expérimentalement** que HEPAR SULFUR agit sur le germe.

IGNATIA, UNE AFFECTIVITÉ NOUÉE

L'enfant IGNATIA révèle très tôt une **personnalité complexe**. Particulièrement sensible au monde qui l'entoure, aux difficultés des autres, il demeure crispé et absorbe le stress familial. Capricieux, il peut **repousser** son assiette et se précipiter quelques minutes plus tard sur le **réfrigérateur**.

Sur le plan physique, il ne fait **rien comme tout le monde**. Il peut supporter des repas indigestes dans une ambiance détendue et vomir son yaourt si son environnement lui déplaît. En cas de maladie, il ne réagit pas toujours aux remèdes comme son médecin s'y attend. Parfois même, il présente des réactions **inversées** !

L'adulte IGNATIA accumule les **problèmes affectifs** mal résolus, d'où une surcharge négative du **système sympathique** transmettant les spasmes de la gorge au tube digestif, en passant par le poumon. En fait, le système sympathique semble jouer un rôle **ambigu** : il pourrait **inverser ses effets**, devenir vasoconstricteur et provoquer des crises. Tout se passerait alors comme s'il fournissait deux réponses biochimiques opposées, dilatatrice et constrictive, à la fois.

Son émotivité intériorisée et mal gérée donne à IGNATIA un **comportement paradoxal** : des pleurs quand on attend le rire et vice versa. Comme si l'énergie bloquée se déversait **à retardement**. Une vie intérieure vite bouleversée par l'émotivité et l'angoisse latente.

Comme pendant l'enfance, la possibilité d'une bonne **digestion** dépend plus de l'**environnement** que des aliments eux-mêmes. IGNATIA peut mal digérer un repas tout simple pris sans plaisir et bien tolérer un repas gastronomique aux mélanges des plus indigestes avec des amis et un environnement différents.

IGNATIA a l'habitude de **soupirer**, de **bâiller** ou d'être accablé d'un **hoquet** pénible. Quand le **diaphragme**, amplificateur radio du psychisme humain, se bloque, il témoigne d'une allergie psychogène et… allergène ! En fait, IGNATIA est hypersensible, donc **irritable**, et les tourments affectifs le rendent **in-**

somniaque. Les **démangeaisons** sont aussi caractéristiques de ce type, **soulagées au grattage**, mais localisées à des endroits changeants. Chez les femmes IGNATIA, peut survenir un **prurit vulvaire** entraînant ulcérations ou fissures.

Nous avons parlé de l'**écoute du langage** du patient dont doit faire preuve le médecin homéopathe : cet axiome prend tout son sens avec IGNATIA, chez qui la **nordadrénaline** influence fortement le psychisme.

LACHESIS, UNE PUISSANTE NATURE

C'est particulièrement durant l'enfance que le terrain LACHESIS prend toute son ampleur. Déjà **jaloux**, le petit LACHESIS exige l'affection exclusive de **sa mère**. Ce qui entraîne des drames au moment de l'entrée à l'école, d'une nouvelle naissance, d'un départ. On assiste alors à des crises de larmes inconsolables, traduisant un désespoir réel. Par réaction, cet enfant devient **envahissant**. Il s'agite, bavarde, s'excite au moment de se coucher et ne supporte pas d'être mis à l'écart, ne serait-ce qu'une seconde.

Physiquement, cette angoisse se traduit par la sensation d'étouffer, d'être serré (il ne supporte pas d'avoir le cou serré), d'avoir trop chaud. L'enfant LACHESIS a **du mal à se coucher** et se réveille de mauvaise humeur. Chez lui, la latéralité est très marquée **à gauche** : otites, angines rouges ou saignements débutent de ce côté. Curieusement, ces troubles s'aggravent en position allongée.

Adulte, LACHESIS est souvent sujet aux **spasmes bronchiques** immédiatement soulagés par l'expectoration ou par l'émission de **crachats perlés**. Tout ce qui **se dégage par l'écoulement** (sinusite, règles douloureuses, intestin) est symptomatique de LACHESIS avec une **latéralité gauche**.

LACHESIS est sujet à l'**asthme** qui, chez lui, peut guérir de façon spectaculaire. Le **stress**, la **frustration** sont souvent à l'origine des crises. En établissant le rapport entre les crises et les circonstances dans lesquelles elles surviennent, on peut comprendre les luttes, les échecs qui forment le **stress initial**.

Ce remède est particulièrement indiqué chez les femmes, chez qui l'**asthme** débute au moment de la **ménopause**, comprimant le cœur, le poumon et le larynx (sensation de corps étranger), ce qui se produit souvent. Le moindre attouchement au niveau du cou entraîne une **dyspnée** (difficulté à trouver l'air pour respirer).

L'asthme, chez la femme LACHESIS ménopausée, survient fréquemment à la suite de **coryzas rentrés**.

D'une manière générale, LACHESIS, au cerveau puissant, au tempérament fort, a des **réveils tristes**, se décourage, alors que **le soir apporte le soulagement**, la libération, avec un désir de parler, de boire, de s'affirmer. Hélas, la nuit est riche en cauchemars à base de serpents, d'enterrements, de cercueil, toutes images de l'étouffement. Et on retrouve alors la latéralité à gauche, significative de LACHESIS, et cet **étouffement** dû à la raréfaction de l'oxygène et à l'augmentation du gaz carbonique dans l'organisme pendant le sommeil, tout à fait caractéristiques de ce type.

LYCOPODIUM, LE BILIEUX

L'enfant LYCOPODIUM est très attaché **à l'image de son père**. Il présente une curieuse latéralité **à droite** dans ses troubles. À l'école, il observe les autres à l'écart, doutant de lui-même et ayant des difficultés à s'intégrer au groupe. Mais quand il se sent bien, il devient vite **autoritaire** et se révèle un véritable petit chef. Ce **faible**, dont l'intelligence lui interdit les accès de colère devient **dominateur** dans sa **propre maison**.

Amoureux des sucreries et du chocolat, il a cependant du mal à finir son repas et se plaint de **maux de ventre** qui ne l'empêchent pas de manger à nouveau une heure après. Il est très prédisposé à l'**allergie**, particulièrement à l'**eczéma**, à l'**asthme** (qui peut devenir grave) comme aux **troubles digestifs**. LYCOPODIUM somatise à tout va, car son **anxiété** est réelle. Il supporte mal les stress à répétition de la vie quotidienne.

Adulte comme enfant, LYCOPODIUM est victime d'une allergie directement liée à une **insuffisance hépatique**. Sa peau sèche, parsemée d'**éruptions**, en est l'expression patente. Il a souvent des calculs dans la **vésicule** et du sable dans le **rein droit**. Il ne digère pas les **aliments gras**, les **oignons**, les **choux**, les **farineux**. Il raffole des sucreries bien qu'il souffre d'une **constipation** à début de selle dure. Il lui est recommandé de manger à des **heures régulières**. Pourtant, il se lève parfois la nuit pour manger !

Ne le bousculez pas le matin : son réveil est difficile comme d'ailleurs la fin d'après-midi, entre 16 heures et 20 heures, avant que le duodénum se libère. Ses troubles atteignent toujours le côté droit : **épaule**, **foie** bien sûr, **rein**, **genou**. S'il a des varices, elles se localisent de ce côté. La **narine obstruée** (cette gêne respiratoire se produit surtout la nuit) se situe à droite, sa migraine aussi (c'est donc une vraie). Toutes ses affections sont chroniques, sans tendance à la régression spontanée. Madame LYCOPODIUM a une **peau jaunâtre** qui **se ride** facilement. Elle est sujette aux lésions cutanées et aux troubles digestifs.

Les changements de saison sont difficiles pour LYCOPODIUM : ses glandes s'exaltent et son psychisme oscille entre excitation et dépression. Sa susceptibilité pousse LYCOPODIUM dans une solitude à la fois cherchée et redoutée. Il est pessimiste, sans confiance en lui, anxieux. Il **manque de chaleur vitale**. C'est une corde sensible vite cassée, percevant les erreurs de son environnement social, mais que l'incertitude et le pessimisme poussent à la **solitude**. Sa **mémoire** lui joue des tours, il inverse les mots et les syllabes en parlant ou en écrivant. Il n'utilise son intelligence pourtant vive que partiellement, car il se **fatigue** vite. Ses colères sont celles d'un **faible intériorisé**. C'est un rétracté pessimiste, un cartésien angoissé, justifiant la formule de Nietzsche : « *Tu cherchais ton plus lourd fardeau, tu t'es trouvé...* »

NATRUM MURIATICUM, LE SOLITAIRE

Un enfant mince, à la limite de la **maigreur** alors qu'il mange comme quatre, en arrosant ses aliments de **sel** : il s'agit sûrement d'un petit NATRUM MURIATICUM. Sa maigreur est surtout marquée à la **partie supérieure du corps**. Il a souvent **très soif**, tolère mal le soleil et la mer, et les vacances d'été ont tendance à le faire maigrir.

L'enfant NATRUM MURIATICUM présente des caractéristiques bien reconnaissables : une langue en **carte de géographie**, avec des zones lisses et roses sur fond blanchâtre ; une fissure verticale au milieu de la **lèvre supérieure** ; des réactions violentes aux piqûres d'insectes et une tendance à l'**eczéma** et à l'**urticaire** ; une **constipation** fréquente, avec des selles dures en billes. L'enfant NATRUM MURIATICUM a aussi les **bronches** fragiles, et une **intolérance** au **soleil** dont il ne supporte pas la lumière. Sa peau s'irrite quand il transpire. Il se fatigue facilement et souffre de **maux de tête** dans la matinée.

Il est **difficile de communiquer avec lui** car il boude facilement. Sa **sensibilité** et sa **susceptibilité entravent** sa communication avec les autres. Pudique, **pleurant facilement**, rancunier, il **repousse** celui qui veut le consoler.

Intériorisé, NATRUM MURIATICUM ne **se confie pas** : « *Je n'ai rien à dire* ». En revanche, il **se met en colère** pour des riens, par exemple si on le regarde, si on lui parle. **Boudeur solitaire**, il fuit les groupes et figure rarement sur la photo du mariage de la cousine Suzanne. Il se réfugie en fait dans la **solitude**, car ses contacts avec autrui sont coupés. Difficile pour le thérapeute, dans ces conditions, de lui tirer des confidences au cours de l'interrogatoire ! Il vit la parole comme **un viol ou un aveu**.

Adulte, NATRUM MURIATICUM a gardé sa **maigreur** : il peut avaler des repas hypercaloriques sans grossir. Il est souvent atteint d'un coryza sec ou fluent. Sa **constipation** est aggravée par les farineux. Quand il mange, il **transpire** au niveau du front.

N'allumez pas de feu dans la cheminée, NATRUM MURIATICUM **fuit la chaleur**, au propre comme au figuré. Celle des banquets comme celle de l'amitié ne sont pas pour lui, ne le confondez pas avec l'Auvergnat de Brassens ! Son **inquiétude**, son **insatisfaction**, voire son indifférence l'entraînent dans des chagrins silencieux et un mécontentement chronique. Son orgueil est grand, mais sa faiblesse aussi puisqu'il a tant de mal à s'exprimer.

Sa peau sèche reflète cet état d'esprit, avec son **eczéma sec qui devient humide** quand il fournit un effort physique ou psychique, souvent atteinte d'**eczéma croûteux** au bord du cuir chevelu, derrière les oreilles, aux plis des genoux. Hélas ! à côté de cet eczéma sec peut se développer sur le visage une **acné** qui lui donne la peau huileuse avec, parfois, un **herpès** au niveau des lèvres.

L'homéopathe doit traiter NATRUM MURIATICUM avec délicatesse, **mettre en valeur les améliorations** de son état de santé et le rassurer sur lui-même en lui redonnant confiance.

NATRUM SULFURICUM, JE HAIS L'HUMIDITÉ

Dès la première enfance, NATRUM SULFURICUM est **hypersensible à l'humidité** sous toutes ses formes. Véritable baromètre vivant, il supporte aussi mal la pluie froide que le brouillard, la neige, l'orage d'été ou le séjour à la mer. Le pire est pour lui une **maison humide**. **Diarrhée chronique** et **rhino-bronchites** à répétition, voire **asthme**, le guettent pendant toute son enfance. Seul un **environnement sec parvient à améliorer** son état de santé.

Adulte, NATRUM SULFURICUM est épaissi, infiltré d'**œdème**, **découragé** et **las de vivre**. Son corps apparaît encombré de

toxines et d'**immobilité**. Sa **tristesse** toujours latente s'aggrave quand **le ciel est bas** et le **temps pluvieux**. NATRUM SULFURICUM a du mal, alors, à respirer et les **flatulences** dont il souffre souvent, en gênant et opprimant le diaphragme, lui procurent une sensation d'**étouffement**. À lui d'éviter les **aliments** qui peuvent intensifier ces troubles. Son état est aggravé par les farineux, les légumes verts. Une **colite**, qui place le diaphragme en position haute, accentue encore ces symptômes.

Si NATRUM SULFURICUM va passer ses vacances à la mer, pour faire plaisir à sa famille par exemple, gare à lui ! Il sera la victime désignée de l'humidité ambiante. Au point qu'on a baptisé ce type le **« spontex » de l'asthme humide** et de la **bronchite chronique**, tellement l'influence des circonstances atmosphériques est forte chez lui. On pourrait aussi le surnommer « baromètre » car il peut prédire l'arrivée du mauvais temps par les troubles qu'il ressent !

Curieusement, cette viscosité des organes semble gagner l'**esprit** qui s'engourdit et se ralentit. NATRUM SULFURICUM a **peu d'appétit pour la vie le matin**, cela s'arrange après la selle. La peau de NATRUM SULFURICUM présente des excroissances de type **verrues** et des **éruptions humides**, particulièrement au printemps. Elle se couvre alors d'un **eczéma suintant**, de **vésicules herpétiques**, de véritables **ampoules** sécrétant un liquide jaunâtre et se couvrant d'une croûte jaune. Son corps a tendance à s'épaissir, la cellulite douloureuse s'installe mais il évite de faire des efforts.

NUX VOMICA, UN CHEF-NÉ

Le bébé NUX VOMICA se montre facilement **coléreux** et souffre très tôt de **troubles digestifs**. Curieux, précoce, très **actif**, il est cependant **frileux** et **s'enrhume facilement**.

Enfant, il devient carrément **hyperexcitable**, réagissant à tous les stimuli de la vie quotidienne. Tous les stress engendrés par le rythme du monde moderne retentissent sur lui. **Volontaire**, **coléreux**, souvent de **mauvaise humeur** au réveil, c'est un **meneur** qui supporte mal la contradiction : il veut toujours avoir le dernier mot. **Gourmand**, attiré par les aliments forts, l'enfant NUX VOMICA manifeste ses **difficultés digestives** par des éructations, des lourdeurs d'estomac, des nausées suivies souvent de vomissements qui le soulagent. Sa langue est recouverte d'un enduit blanchâtre sur la partie postérieure. Le petit NUX VOMICA a souvent le **nez bouché**, surtout après les repas ou dans une pièce trop chauffée. Le **grand air** l'améliore, entraînant, après quelques éternuements, un écoulement libérateur.

Enfant, puis adulte, NUX VOMICA présente un **destin immunologique surchargé**, s'intoxiquant avec tous les polluants. La plupart du temps citadin, il représente bien **l'agité des temps modernes**. Il ne sait pas attendre, s'impatiente si on ne le comprend pas au quart de tour et le moindre obstacle le met sous tension. Toute opposition enclenche une querelle. On a intérêt, avec lui, à comprendre vite sous peine de le voir s'impatienter. Il faut dire que son instinct est à la jonction de l'intelligence et de l'action, c'est un **chef-né**. Il est habité par l'**agressivité**. On a intérêt, avec lui, à pratiquer la diplomatie pour éviter tout éclat !

Ces possibilités, il les paie d'une **agitation nocturne**, qui n'altère pas son énergie. Il aggrave sa polysensibilisation allergique par le **recours aux excitants** divers : alcool, tabac, café et autres toxiques. Ce style de vie et ce type de repas vont souvent le pousser à une sieste réparatrice.

NUX VOMICA est aussi sujet à l'**asthme d'effort**, qui apparaît parfois **après les repas**, repas qu'il ne choisit pas des plus légers, à base de **mets épicés**, **vins** charnus, **alcools**...

Nausées, **hémorroïdes**, **constipation** et **allergies** tous azimuts accompagnent cet horizon métabolique puissant imprégné de violence et de volonté de vaincre. En fait, son profil allergique est complet. Il va de la **sensibilité aux allergènes respiratoires** aux **problèmes digestifs** ; des **difficultés respiratoires** aux **éternuements** après le repas de midi et aux symptômes de **suffocation**. Toutes manifestations qui témoignent du « brouillage antigénique » qui le caractérise et des surcharges alimentaires qu'il additionne. Et comme il s'inflige « la totale » à coups de cigarettes suivies – ou précédées – de tasses de café, on peut craindre franchement pour sa santé et ses proches ont raison de le mettre en garde.

PHOSPHORUS, SENSIBLE ET RAFFINÉ

L'enfant PHOSPHORUS semble **béni des dieux**. Joli, élégant, sociable, artiste, il est affectueux et gai. Il aime déjà le **beau**, mais il est déjà victime de **peurs** et d'**angoisses**, particulièrement le soir au crépuscule, par temps d'**orage** ou quand il est **seul**. **Longiligne**, il est facilement fatigué, ce que l'homéopathe explique par la **fragilité** de son **squelette** et de ses **appareils digestif** et **pulmonaire**. Charmant, il aime être cajolé et se montre très affectueux. Il est assailli par de **nombreuses peurs** : de **ne pas réussir**, de la **solitude**, des **voleurs**...

Adolescent, il présente souvent un **thorax aplati** et long et des **côtes obliques**, témoins de sa **difficulté d'être**, de **respirer**. Il a tendance à se voûter. Son équilibre est précaire, il a soif d'**échanger**, de **partager** les **affections** et les **émotions** du monde. PHOSPHORUS ne peut rester seul plus d'un jour.

Adulte, il a souvent les cheveux clairs, les mains délicates, on pourrait penser au pianiste Glenn Gould... Attiré par le **sel**, les aliments frais, PHOSPHORUS souffre fréquemment de **migraine**, ce qui ne l'empêche pas d'être actif, voire agité. Il est très affectif, avec une **sensibilité à fleur de peau**. Son altruisme, son désir de partager ses angoisses avec les autres sont sincères. Ses **peurs** subsistent : de **rester seul**, de **tomber malade**, et le **crépuscule** sonne, pour lui, l'heure de l'angoisse.

Les affections **respiratoires** ou **digestives** sont ressenties chez lui comme des **brûlures**. Il peut présenter une **dyspnée** brûlante, constrictive, avec des résonances cardiaques. La **dyspnée de l'endormissement** vient du larynx trop étroit. Il doit alors s'asseoir pour expectorer en de petites quantités. Le fait qu'il expectore peu entraîne un laryngospasme. Son état est aggravé par le **froid**, les **changements de temps** et le **crépuscule**. Il est en réalité hypersensible à toutes les **variations barométriques**.

Il est réceptif aux **odeurs de fleurs**. Son cœur bondit à chaque émotion, d'ailleurs, il ne supporte pas d'être allongé sur le côté gauche. Il est **affecté par les allergènes alimentaires** et par les influences **psychologiques**.

L'**asthme** comme le **rhume des foins** trouvent donc en PHOSPHORUS une victime toute désignée. PHOSPHORUS exprime la restriction au souffle de vie, la quête d'une tendresse partagée.

PSORINUM, L'HÉRÉDITÉ ALLERGIQUE

Un enfant PSORINUM cause bien du souci à ses parents. Il est le type même du **petit allergique**, confronté sans cesse à des problèmes de santé. **Eruptions** diverses et **démangeaisons violentes** le font souffrir tour à tour. Il sort d'une crise d'**urticaire** ? Le voilà déjà plongé dans une crise d'**asthme**. Puis suivent la **migraine**, la **diarrhée**, pour poursuivre ce cycle infernal par les **démangeaisons** de toutes sortes. Toutes maladies qui, chez lui, sont difficiles à guérir.

Sa peau est **rugueuse**, **sèche** et **fissurée**, donnant l'impression d'être mal lavée. Cet enfant a toujours **froid** et se sent **fatigué**. Il tousse chaque hiver et bourgeonne au printemps : il présente une **périodicité** très nette des troubles. Ainsi le **coryza chronique** fétide réapparaît chez lui à date fixe. Il est sujet aux otites chroniques avec écoulement malodorant. La chaleur du lit cause un prurit intolérable entravant son sommeil. Il a le pied gauche plus froid que le droit.

Bien tentendu, l'adulte PSORINUM reste très fragile. Il est systématiquement **malade en hiver**, a horreur de se déshabiller car, si le froid le fait souffrir, la **chaleur du lit** ravive ses démangeaisons. Toute sa vie, les **problèmes de peau** le poursuivront : **éruptions**, **mauvaise odeur** générale du corps, urticaire... L'hygiène ne parvient pas à améliorer ces symptômes. Il partage ces manifestations cutanées avec ARSENICUM ALBUM.

Au printemps, il croit en avoir fini avec les **bronchites** ou l'**asthme**, et voilà que, bien entendu, le **pollen** devient pour lui source de souffrances et de malaises : **éternuements**, **rhinites** et autres **allergies**. Heureusement, son **bon appétit** subsiste pour le relier à la vie ! Cette périodicité **hiver-printemps** est tout à fait caractéristique de PSORINUM.

Chez le sujet âgé, des **éruptions** au niveau du **thorax** et des **aisselles** sont fréquentes. La faim nocturne est encore là pour donner à PSORINUM le goût de vivre.

PSORINUM souffre de **migraines** très particulières : elles semblent se reproduire de la même façon dans une même **famille**, se transmettant curieusement aux descendants avec des symptômes identiques : faim pendant la migraine, laquelle survient après quelques heures de bien-être et d'hyperactivité. Après la crise PSORINUM est sur le flanc.

PULSATILLA, LES LARMES FACILES

Si vous voyez un enfant pleurer à fendre l'âme à la porte de la maternelle, un jour de rentrée, en appelant « Maman ! », il y a des chances que ce soit un (ou une) petit(e) PULSATILLA.

Pour ces enfants, l'**autonomie est difficile à acquérir**. **Rond**, un peu congestionné, aimant le grand air car il a **toujours chaud**, le petit PULSATILLA est cependant **émotif**, **timide**, et **pleure facilement**. Sensible aux **infections**, notamment dans la sphère ORL, il n'est pas épargné non plus par les **troubles intestinaux** et l'**insomnie par anxiété**.

Adulte, PULSATILLA garde sa propension au larmoiement. Sa rondeur enfantine s'est transformée en léger **embonpoint**, avec une **circulation veineuse difficile**. En fait, tout le système hormonal fonctionne au ralenti. Ses **muqueuses** sont **congestionnées**, ce qui provoque des **maux de tête**, des **douleurs articulaires**. Son nez est en permanence embarrassé et ne se libère qu'à l'air frais. L'obstruction nasale guette PULSATILLA qui **suffoque vite** et se précipite pour ouvrir la fenêtre.

PULSATILLA est **timide**, **pudique**, avec même une certaine **passivité**. Cette douceur donne un charme certain à ces visages dont les **rougeurs pudiques** peuvent aller du rose délicat au rouge franc. Quant à la femme PULSATILLA, son destin s'articule autour de sa **vocation vasculaire congestive** et **hypohormonale**. La **pilule** contraceptive lui est contre-indiquée, sinon gare aux varices, aux migraines, aux allergies. Des **catarrhes muqueux** peuvent survenir. Ils sont cependant longs à se manifester, car chez PULSATILLA la **réaction** est **retardée**, voire **chronique**.

Parfois, PULSATILLA a tendance à **se cacher la réalité**. À ne pas oser affronter les autres et à supporter en silence ce qui la fait souffrir plutôt que de crever l'abcès par une discussion. Ces **stress non assumés** aggravent bien entendu son état. Seule la vue d'un repas gastronomique où abondent le beurre et l'huile feront sortir PULSATILLA de ses gonds, à cause de son **aversion pour le gras**. La meilleure solution est de placer un SULFUR à ses côtés : il finira les plats ! PULSATILLA est d'ailleurs fortement **sensible** aux **allergènes alimentaires**, qui aggravent tous les troubles liés aux **secrétions** : obstruction nasale bien sûr, surabondance de mucus, dyspnée antigénique, voire **acrocyanose** (coloration bleuâtre des mains, parfois des jambes et des oreilles, due à la stagnation de sang veineux sous l'épiderme), avec enflures à la périphérie. Pour PULSATILLA, une alimentation légère est la clé de sa santé.

STAPHYSAGRIA, LE SUSCEPTIBLE OFFENSÉ

Voilà un enfant **mal dans sa peau**. Comme il se sent agressé en permanence, il attire les rebuffades et les persécutions. Peu sûr de ses moyens de défense, il se réfugie en lui-même et se **coupe de la collectivité**.

Mais à force d'encaisser, à force de souffrir en solitaire, le petit STAPHYSAGRIA peut tout à coup extérioriser ses sensations par une **colère violente**.

Un enfant STAPHYSAGRIA a souvent les dent liserées de noir avec une tendance aux **caries**. Lui aussi a les **yeux fragiles**, surtout les **paupières**, avec un gonflement fréquent et une facilité à développer des orgelets. Le jeune STAPHYSAGRIA **se gratte beaucoup**. Il souffre souvent d'**eczéma**, et malheur à lui s'il attrape des poux à l'école : ses problèmes cutanés vont se réinfecter. Ne le grondez pas s'il se gratte à des endroits peu convenables, ou même si ses yeux cernés vous font soupçonner des pratiques solitaires : vérifiez plutôt qu'il ne souffre pas d'une atteinte cutanée à ce niveau, comme une inflammation de la vulve chez la petite fille.

L'enfant STAPHYSAGRIA a souvent le **ventre ballonné**. Il se plaint de maux de ventre et une réprimande ou une forte contrariété peuvent le précipiter aux toilettes avec une diarrhée soudaine. La nuit, il a du **mal à dormir**, et son repliement sur soi de la journée se transforme en agitation. Véritable cercle vicieux, car son manque de sommeil lui prépare de mauvais lendemains.

L'adulte STAPHYSAGRIA est un **anxieux**, qui se sent souvent offensé, mortifié et s'assombrit encore plus. Persécuté par son chef de bureau, humilié par son directeur, monsieur STAPHYSAGRIA **explose quand il rentre chez lui**. Souffrant en silence quand elle voit partir ses collègues déjeuner sans elle, ou quand on lui fait remarquer ses erreurs dans le travail, madame STAPHYSAGRIA fera le soir **une scène** à son mari.

L'un et l'autre ont couramment les yeux cernés dans un visage pâle posé sur des **épaules accablées**. Chacun tremble intérieurement sans oser extérioriser sa réaction de colère ou d'indignation, symbole de l'humiliation sociale.

Comme l'enfant, l'adulte a les **dents noirâtres**, avec des **excroissances douloureuses** aux gencives. Des **indurations** et des **orgelets** affectent souvent ses paupières qui peuvent également être le siège de véritables éruptions, de fissures, voire de verrues. La **lumière vive** lui est pénible.

SULFUR, UNE RONDEUR ÉRUPTIVE

Il salit vite son bavoir, et étale voluptueusement la confiture sur ses joues. Le bébé SULFUR est plein de santé et de vie mais **la propreté n'est pas son souci majeur**. Il aime se rouler dans la poussière et porter à sa bouche les objets les plus douteux. Comme il adore les sucreries, il présente déjà des **rougeurs aux orifices**, de la bouche à l'anus. Il se gratte et répand ainsi les infections. Il est atteint de **blépharite** (inflammation des paupières), de **croûtes de lait**, voire d'**eczéma**. Malgré tout, SULFUR est un(e) enfant gai(e), adorant la vie. Sa malpropreté lui tient lieu de vaccin : il s'immunise naturellement. Tout se gâte quand sa maman prétend le mettre au bain : il a **horreur de l'eau**. En revanche, souvent rouge, toujours en mouvement, il remue de l'air. Sa peau est **sèche**, **malsaine**, **rugueuse**, **pustuleuse**.

À l'école, il se fait plein de **copains**, souvent parmi les bons élèves, mais traîne plutôt en queue. Son instituteur doit s'armer de patience : il écrit mal, ne range pas ses affaires, corne ses cahiers, quant aux leçons... il n'y passe pas ses dimanches ! Mais, pour se lancer dans des **aventures** audacieuses, il est toujours partant.

Devenu adulte, notre SULFUR aime **encore plus la vie**, dont il profite au maximum. D'ailleurs, elle lui profite aussi, surtout **sur les hanches ou sur l'estomac**. **Optimiste**, **gourmand**, flirtant avec tous les **abus**, cet homme rond et jovial assoit sa situation matérielle. **Dynamique**, malgré ses **migraines** fréquentes, cette femme SULFUR réussit dans son travail sans préjudice de son désordre, lui-même preuve de son appétit de vivre. Tous deux sont **expansifs**, **extériorisés** et, en corollaire, manquent parfois de réflexion. L'un et l'autre ont tendance aux **éruptions séborrhéiques** (excès de sébum des peaux grasses) et aux conjonctivites. Les **yeux** sont souvent atteints, ils sont rouges, les paupières enflammées et infectées. N'allez pas agiter votre plumeau sous le nez de SULFUR : il est **allergique à la poussière** de maison.

Sa respiration est entrecoupée de **soupirs** et d'**arrêts respiratoires** qui inquiètent ses proches. Souvent, la **toux** perturbe son repos, aggravée par le météorisme intestinal. Les **hémorroïdes**, fréquentes, sont les témoins de l'encombrement digestif, comme l'**eczéma**. Ses excès de table, son goût pour le **sucre** augmentent ses risques. Il alterne **migraines**, **gêne respiratoire**, **hémorroïdes** et **diarrhées**. Sa vitalité lui masque les signaux d'alarme, il est est incapable de se mettre au régime ou de boire des tisanes. C'est si triste ! Dans l'allergie de SULFUR se mêlent antigènes et pollutions externes. Dans son tube digestif, il mélange fréquemment tous les **antigènes alimentaires** : graisses, viandes, amidons, sucres. Il (ou elle) traîne des kilos en se croyant simplement enrobé(e).

THUYA, L'OBSESSIONNEL

Enfant, THUYA souffre d'une **tendance à l'obésité** accompagnée, malgré son jeune âge, de cellulite sur le bas du corps. Son **tempérament allergique** se révèle déjà par des sinusites, des rhinites, des bronchites. Ces manifestations sont aggravées par une **constipation chronique** qui favorise l'auto-intoxication. Les petites filles THUYA présentent souvent des **pertes** vaginales. Un enfant THUYA est particulièrement exposé lors de **vaccinations** ou de traitements à la **cortisone**. Attention, chez ces enfants les grains de beauté prolifèrent ainsi que les verrues et les kystes.

Psychologiquement, l'enfant THUYA est avant tout **obsessionnel**, avec des **rituels** (coucher, mais aussi bien des moments de la vie quotidienne) et surtout des **angoisses**. L'écolier THUYA a peur d'oublier son cahier, d'être en retard, de ne pas trouver son copain... Désordonné, il ne **supporte pas de perdre** dans un jeu. Il s'agite fiévreusement, mais sans efficacité. Adolescent, sa **peau grasse et acnéique**, ses **cheveux gras** à pellicules ajoutent à ses difficultés. Des **sueurs** malodorantes et excessives gênent ses relations avec les autres.

THUYA adulte est épais et moite, **mal stabilisé psychologiquement**. Superstitieux, il a du mal à discerner le bien et le mal. De configuration épaisse et moite, **les peurs** concernant son propre corps **le rongent** : des microbes, du sida, du cancer. L'angoisse de la **mort** l'envahit et intensifie ses **obsessions** et ses **manies**. Son comportement est teinté d'**égocentrisme**. Cette angoisse obsessionnelle lui fait craindre de voir **ses membres se briser** au moindre choc. Ses **manies** deviennent pénibles. Non seulement il déprime, mais il **culpabilise**. Le « *mea culpa* » est fait pour lui. THUYA est **désordonné**, par précipitation excessive. Il est sujet aux **idées fixes**, et subit souvent l'influence profonde de sa mère. Il fait preuve de sensibilité (plutôt de sensiblerie), et la musique comme les mélos le font pleurer. En fait, il se comporte comme un **agacé** permanent, et son attitude est... **agaçante** pour les autres. Il n'est jamais bien, jamais détendu, jamais heureux.

THUYA est affligé **chroniquement** de **sinusites** à écoulement verdâtre, que l'humidité aggrave, et son nez s'encombre de **polypes** à la fois allergiques et hypertrophiques. Tout **s'épaissit** chez lui, les muqueuses et l'humeur !

On remarque souvent chez THUYA les petits **nævi de couleur rubis**, gros comme des têtes d'épingle, parsemés sur sa peau.

PARTIE 1

ALLERGIES, CAUSES ET EFFETS

CHAPITRE I

ÊTRE ALLERGIQUE : TROUBLE OU MALADIE ?

Hippocrate écrivait, au Ve siècle avant J.-C. : « *Le fromage n'agit pas de façon identique sur tous les hommes. Il confère la force à ceux auxquels il réussit, mais il en est d'autres qui le supportent mal. Leur tempérament est différent en ceci qu'il y a dans leur organisme quelque chose d'incompatible avec le fromage. Mais si celui-ci était naturellement nuisible aux hommes, il les rendrait tous malades.* »

On le voit, l'allergie plonge ses racines dans l'histoire de la médecine, même si elle n'a été identifiée et codifiée que depuis relativement peu de temps.

En 1903, est décrite l'**anaphylaxie** à partir de l'injection de sérum de cheval sous la peau d'un lapin : on constate alors une **rougeur**, un **œdème**, des **pustules** et un **abcès stérile**. Au début du siècle également, est mis au point un sérum antidiphtérique et on observe que de nombreux animaux réagissent violemment au sérum de cheval. On parle alors de **maladie du sérum** puisque les réactions se répètent à toute nouvelle injection.

En 1910, on se rapproche de la notion d'allergie en essayant de protéger les patients atteints de **rhume des foins** par des insufflations nasales, **à doses faibles** ou expérimentalement **bien dosées** de pollen desséché.

En 1920, Prausnitz et Küstner découvrent l'allergie par **antigène**. Cet **ennemi**, qui agresse le sérum sanguin, et l'**anticorps**, qui apparaît dans ce même sérum après un vaccin, sont donc identifiés.

On découvre ensuite le rôle de l'**histamine**. Cette substance, **témoin de conflit**, peut provoquer à la dose de 1/200 000 000 des **contractions** d'une anse intestinale. Pendant la Seconde Guerre mondiale, Halpern découvre la première substance chimique synthétique **antagoniste** de l'histamine, baptisée tout simplement **antihistaminique**.

Parallèlement, les **facteurs nerveux** de l'allergie étaient décrits : les crises d'asthme par fou rire, fatigue ou surmenage (mis en évidence par Salter), par humidité, brouillard et vent.

Blaclay, contemporain de Freud, expérimente sur lui-même

des pollens et des polluants. Il entrouvre le chapitre de la **psychosomatique**, dans lequel l'**entourage affectif** du malade, son état **à la frontière du corps réel et du corps imaginaire** jouent un rôle prépondérant. Le processus immunologique se définit alors comme une **opposition entre le soi et le non-soi** (Sami Ali).

En affirmant que 1/2 000 000 de pollen est capable de produire les symptômes du rhume des foins en une heure, Blaclay démontrait **l'influence thérapeutique des doses infinitésimales**. En même temps, il mettait en valeur les **facteurs psychiques** et nerveux dans la genèse de l'allergie : ses observations montraient que les sujets nerveux, ayant subi une éducation rigide, étaient plus exposés que les personnes simples, les paysans par exemple.

À notre époque, on constate que l'allergie gagne les populations des **pays en voie de développement**. Ainsi, au Maroc, elle atteint les habitants des villes et des villages alors qu'elle épargne les montagnards !

Alors, pourquoi êtes-vous allergique ?

VOUS VOUS DÉFENDEZ TROP

Chaque jour, vous êtes confronté à une multitude de mini-agressions de la part de substances ou de corps étrangers. Votre organisme a les moyens de les éliminer en partie, mécaniquement (cils vibratoires du nez et des bronches) ou biologiquement (organes d'élimination dits « émonctoires »). Mais, quand les agresseurs se multiplient dans votre environnement moderne, où quand votre **hérédité** et votre **terrain** vous sensibilisent, survient l'**allergie**.

Le mot vient de deux racines grecques, *allos,* qui veut dire « autre » et *ergon*, « action ». Attention, ce n'est pas la notion de corps étranger que ce terme exprime, mais le fait d'une **réaction différente**. L'allergie c'est, à une substance donnée, la **réaction spécifique** d'un individu, **différente de la normale** et se traduisant par des **signes pathologiques**. En clair, votre meilleure amie fouille allègrement dans les vieilles malles du grenier, grises de poussière, sans sourciller, alors que le fait de changer le sac de votre aspirateur est pour vous un calvaire : vous pleurez, vous vous mouchez ou… vous vous grattez immédiatement.

Cela ne veut pas dire que vous êtes affaibli, sans défenses. Vous en avez plutôt trop. Tout organisme vivant en effet, et particulièrement chez les mammifères supérieurs – dont nous faisons tous partie, que nous le voulions ou non –, est doté d'un système de défense, le **système immunitaire**. Normalement, celui-ci sait distinguer les **vrais dangers** des **petites agressions**. Comme le guetteur en haut du donjon, au Moyen Âge, savait faire la différence entre une armée ennemie et la paysanne qui apporte des légumes au seigneur du lieu ! Quand le corps étranger qui frappe à la porte devient **nocif**, **toxique** (microbe par exemple), notre système immunitaire sort ses armes : il fabrique des substances destinées à neutraliser, puis éliminer les agresseurs. Ce sont les **anticorps**.

Chez l'allergique, on sort le marteau-pilon pour écraser la mouche qui se pointe. L'allergique **fabrique trop d'anticorps par rapport à la nocivité de la substance**. En fait, son système immunitaire se trompe de cible, il ne sait plus faire une analyse juste de l'ennemi. Ce dérèglement ne se produit pas au premier contact mais après une **sensibilisation** à la substance qui peut s'étaler parfois sur une **période assez longue**. Un exemple parlant est l'allergie au **venin d'abeille** si redoutée. Les accidents graves ne surviennent **jamais** à la première piqûre, mais à la seconde, troisième ou plus, et parfois **plusieurs années** après.

L'allergie est donc une réaction d'**hypersensibilité**, de défense **excessive** à une substance donnée appelée **allergène**. Elle est en relation directe avec notre **capital immunitaire** qui nous permet de nous défendre et de conserver notre organisme intact dans notre environnement naturellement agressif. C'est pourquoi on parle souvent d'**immuno-allergologie**.

Anticorps et antigènes forment une sorte de couple infernal. Les premiers, appelés aussi **immunoglobulines**, sécrétés par certaines cellules de notre corps, savent **reconnaître** l'antigène avec lequel ils ont déjà été en contact et l'éliminer. Cela arrive tous les jours, et chez tout le monde. Chez l'allergique, le travail des anticorps est donc **désordonné**, **excessif** et se retourne **contre l'organisme** lui-même en produisant des troubles morbides (semblables à des maladies). On change alors de vocabulaire : on ne parle plus d'**antigènes**, mais d'**allergènes**.

Avec la vie moderne et la prolifération des **substances chimiques**, dites « de synthèse », ceux-ci se multiplient à plaisir car on peut penser (ce que font de nombreux chercheurs et thérapeutes) que ces molécules qui n'existent pas normalement dans la nature n'ont pas de **réponse prévue** au niveau de nos cellules et déclenchent donc des réactions anarchiques.

On ne peut plus guère parler de sensibilisation spécifique chez les patients, mais de **polysensibilisation**, ou encore d'**allergie croisée**, véritable association de malfaiteurs, qui rend les traitements classiques de désensibilisation spécifique inopérants.

La **migraine** ou les **céphalées** en sont les prototypes : il existe un facteur biochimique, la sérotonine, entraînant la dilatation des vaisseaux de la tête. Mais interviennent aussi l'hérédité, le stress, le fonctionnement hormonal (notamment la folliculine) et, pour faire bonne mesure, les susceptibilités alimentaires. En effet, dans les **aliments** se trouvent souvent de l'**histamine** ou de la **tyramine**, facteurs déclenchants de l'allergie. La première est plutôt liée aux **troubles cutanés**, la seconde aux **maux de tête**. Au médecin de retrouver son chemin dans ce labyrinthe symptomatique !

CONSEIL

La caféine est la complice idéale de la tyramine. Excitateur du système sympathique, elle l'aide à intensifier la céphalée. De plus, elle est nocive pour le foie. Si vous êtes sujet aux maux de tête allergiques, buvez plutôt du thé léger, du café de céréales ou de la tisane. Il vous faudra un peu de volonté car, comme tous les alcaloïdes, la caféine crée une accoutumance.

L'allergie n'est donc pas une véritable maladie, mais un **état d'hypersensibilité** mettant en jeu le **conflit antigène-anticorps**, dans lequel le système immunitaire sanguin identifie et mémorise les substances étrangères pénétrant l'organisme. On doit aussi compter avec l'**hypersensibilité psychique**. Il s'agit donc à coup sûr d'un **trouble**, d'un **dérèglement** qui peut devenir morbide et entraîner les mêmes **risques**, les mêmes **désagréments** qu'une véritable maladie chronique.

LES SYMPTÔMES LES PLUS VARIÉS

En hiver, quand vous êtes atteint par le virus de la grippe, vous présentez à peu de chose près les mêmes symptômes que votre collègue de bureau : frissons, céphalées, fatigue… En revanche, rien n'est simple en ce qui concerne l'allergie, issue d'une telle **complexité** de facteurs. Chacun réagit à ou aux allergènes d'une façon qui lui est propre.

■ *Les allergies immédiates de type 1*

Ce sont les manifestations les **plus souvent rencontrées**. Elles se produisent chez des personnes déjà prédisposées, et surviennent très **rapidement** après le contact avec l'allergène (piqûre de guêpe, chat), de dix à vingt minutes au plus. On parle d'**hypersensibilité immédiate**. Les symptômes eux-mêmes sont d'intensité variable et très divers : urticaire, eczéma, rhinite (inflammation de la muqueuse nasale), conjonctivite, asthme. Le cas le plus grave étant le **choc anaphylactique**.

■ *Les allergies cytotoxiques de type 2*

Ce sont, heureusement, des cas très rares. Ce type d'allergie provoque la **destruction des cellules** sur lesquelles se fixe un allergène incomplet. Les manifestations sont graves : destruction des globules rouges (hémolyse), des globules blancs (anagranulocytose), des plaquettes (thrombocytopénie) ou même de toutes les cellules (pancytopénie). Les deux grandes causes de ces atteintes dramatiques sont d'une part les **transfusions sanguines**, en cas d'incompatibilité de **rhésus** : l'antigène est constitué par la membrane d'une cellule du sang. D'autre part, les **médicaments**.

AVERTISSEMENT

Les anti-inflammatoires sont particulièrement dangereux à ce titre. En cas de problèmes de rhumatisme, mieux vaut recourir à un traitement de fond homéopathique pour se soigner et à une bonne hygiène de vie (alimentation saine et activité physique) pour rétablir les équilibres. S'il s'agit d'un accident musculaire ou osseux, l'homéopathie est là bien entendu pour soulager (avec notamment l'incontournable ARNICA). Il existe aussi des traitements locaux naturels ou homéopathiques tout à fait intéressants. Une intervention de l'ostéopathe ou de l'étiopathe élimine tout risque de déplacement osseux ou ligamenteux, source supplémentaire de souffrance et d'inflammation.

Les allergies semi-retardées de type 3

Il s'agit d'un mécanisme allergique très **complexe**. Nous étudierons plus en détail au chapitre II les mécanismes mêmes de l'allergie. Pour celles-ci, sachez que la formation d'anticorps spécifiques se fait **progressivement**. À un certain seuil, les allergènes se fixent sur les anticorps circulant dans le sang et forment des **associations** dites « *complexes immuns* ». D'autres cellules du système immunitaire surviennent alors, libérant diverses **enzymes**. D'où un état inflammatoire qui peut aboutir à des lésions graves. Parmi ces manifestations, on note les **alvéolites** et les **vascularites**.

Les allergies retardées de type 4

Sont en cause ici les **lymphocytes** (globules blancs présents dans la lymphe) qui se sensibilisent à un allergène donné. Au contact suivant, ils déclenchent d'**autres réactions immunitaires** qui se traduisent généralement par des **inflammations locales**, voire des lésions tissulaires. Ce sont, par exemple, les **dermites de contact**.

La réaction à une **cuti** fait partie de ces manifestations : le tissu cutané donne une réponse à l'introduction d'une toxine bactérienne, indiquant ainsi qu'**il y a déjà eu contact**, ou non. Généralement, les manifestations surviennent dans un délai de 24 à 74 heures après le contact. Ce type d'allergie est peu lié au terrain du sujet, ce qui veut dire qu'elle peut atteindre tout le monde.

> ***AVERTISSEMENT***
> ***Cette classification de Gell et Coombs ne regroupe pas la totalité des troubles allergiques : pour certains, les auteurs ne se sont pas encore mis d'accord quant à leur véritable nature allergique. Pour d'autres, la réaction immunitaire anticorps-antigène n'intervient pas. On peut alors parler de réactions pseudo-allergiques, de fausse allergie, voire d'intolérance.***

En résumé, on peut définir l'allergie par l'**œdème**, l'**hypersécrétion** et l'**excitation des terminaisons nerveuses**. Chaque territoire concerné (œil, fosses nasales, gorge, trachée, tube digestif, peau, etc.) se trouve malmené et on peut convenir, avec les psychiatres et les dermatologues, qu'il s'agit souvent d'un message, véhiculé par les **filets nerveux**. Il ne faut pas oublier que la **peau** et le système **nerveux** ont, chez l'embryon, le **même feuillet originel**.

Quoi d'étonnant alors à ce que les atteintes de l'un retentissent sur l'autre, même chez l'adulte ? Ce que constate l'œil de l'observateur n'est donc que la partie émergée de l'iceberg de la souffrance profonde.

ALLERGIE : PSYCHIQUE OU HÉRÉDITAIRE

L'allergie est avant tout la rencontre entre des éléments extérieurs et l'**infrastructure constitutionnelle** de l'individu. Elle s'articule autour de deux grands axes : le **psychisme** et l'**hérédité**. L'homéopathe sait déterminer ces causes profondes chez son patient. Il l'aide ainsi à **renforcer son immunité**. Car une thérapeutique qui ne tiendrait pas compte des **susceptibilités individuelles** serait forcément un système de guérison incomplet. L'homéopathe va beaucoup plus loin que la simple lutte pour le maintien du confort de vie. Il se doit de **corriger les erreurs** de son patient (que serait le garagiste rajoutant de l'huile dans le carter sans effectuer la vidange et sans conseiller l'huile qui convient à son client ?!)

■ *Le psychisme de l'allergie*

Freud, le scientifique de l'irrationnel, avait déjà mis le doigt sur le rôle du psychisme dans l'**asthme** de Dora, une de ses patientes, en déterminant que « *[...] la crise est un moyen d'aviver l'amour de ses parents et qu'elle l'utilisera chaque fois qu'elle aura à sa disposition le matériel physique pour produire la maladie.* » Jusque dans l'âge adulte, l'asthme sera la seule arme de Dora pour attirer l'attention de son entourage indifférent. On ne peut s'empêcher d'évoquer alors la crise d'**asthme** de Marcel Proust qui se déclenche quand il n'a pas obtenu le **baiser du soir de sa mère**.

On l'a vu, l'allergie met en jeu trois principaux facteurs : le tandem **antigène** (l'agresseur extérieur)-**anticorps** (son répondant physiologique), le **terrain** constitué du code génétique du sujet porté par le chromosome, et le **psychisme**, le véritable amplificateur radio des réactions de l'individu. Selon qu'il est replié ou agressif, l'intensité du message sera forte ou faible.

Le psychisme est donc l'adversaire de l'ombre qui **allume** et **intensifie** la réaction allergique. Les **seuils de sensibilité** à l'allergie passent par lui. Que surviennent le deuil d'un parent, la séparation d'avec un être cher, alors se déclenche la crise d'**asthme** de l'enfant, car le souffle est l'écho de la vie, de la mort.

Un échec aux examens, un chagrin d'amour, un drame familial, des difficultés financières ou une mauvaise insertion sociale, et l'allergique aux poussières **entre en crise**. Pour l'homéopathe, le **profil** de l'asthmatique doit être décortiqué sous **l'angle de son psychisme secret**.

Imaginons que Pierre ait souffert, durant son enfance, de punitions injustes. Il n'est plus allergique pour le moment. Sa fiancée lui annonce qu'elle ne veut plus l'épouser, ou il apprend que sa femme le trompe. Le sentiment d'injustice l'envahit de nouveau et provoque de **nouvelles crises**.

À la suite de nombreuses observations, Freneau a établi une liste de facteurs intervenant dans la relance d'un simple rhume :

- vive discussion d'une femme avec sa belle-mère,
- départ d'un train manqué,
- punition injuste,
- pour un enfant, excitation à un film,
- énervement avant un départ en vacances, etc.

Une mère castratrice, qui « couve » exagérément son enfant, faisant preuve alternativement d'anxiété maladive et d'autorité abusive, peut exposer sa progéniture à une grande **fragilité affective**. D'ailleurs, la **relation parents-symptômes** est l'un des éléments fondamentaux du diagnostic. Ainsi, on peut évoquer l'exemple d'une mère GELSEMIUM ou ARSENICUM ALBUM, ayant du mal à instaurer des relations simples et vraies avec son enfant IGNATIA hyperémotif. En le surprotégeant, elle l'empêche de renforcer ses défenses immunitaires

Martine est allergique aux **roses** naturelles. Elle parcourt un jour le rayon d'un grand magasin où sont exposées de superbes roses **artificielles**. Et la voilà atteinte de séries d'éternuements en salve. Quelle explication, sinon l'intervention de cette partie du psychisme que l'on nomme imaginaire ?

Ceci dit, ce n'est pas si simple. Bien sûr, l'allergique est avant tout **intolérant**, aux allergènes et aussi à la réalité des stress. Mais ses réponses ne sont pas claires, uniformes, et le médecin homéopathe doit rester avant tout un **fin limier**.

Dans son approche du patient, l'étiologie **affective** (ennemi du dedans) ne doit jamais être **séparée** de l'étiologie **antigénique** (ennemi du dehors). Sans omettre parfois de soupçonner, comme dans le cas du baiser de Marcel Proust, une certaine complaisance dans la maladie.

Nous l'avons déjà dit, l'allergie est un trouble **multifactoriel**. Chez un sujet ayant tendance à **somatiser**, si le contact avec l'antigène, une poussière par exemple, est modéré, il n'entraîne pas de réaction. S'il est fort et si les réactions de **défense** du sujet sont faibles, si d'autres antigènes se **surajoutent** (plumes, chocolat, choc psychologique), la crise apparaît.

- L'enfant CHAMOMILLA, NUX VOMICA ou SULFUR, aux décharges importantes d'**adrénaline**, fait des crises d'**autorité** et des **colères** de chef. Son impulsivité et sa violence potentialisent l'**antigène poussière**.
- L'enfant IGNATIA, subissant l'**anxiété familiale** de la réussite **sociale**, vivra douloureusement l'**aventure scolaire** et multipliera insomnies et démangeaisons.
- ARSENICUM ALBUM s'entoure de **manies** d'ordre et de **rituels** sécurisants, témoins de son angoisse métaphysique et de sa lutte contre l'allergie étouffante (asthme). *« La mort empêche tout et je vis pourtant avec elle... »* écrivait Marcel Proust.

En fait, la **fonction respiratoire** est la plus concernée par l'**affectivité**. On pourrait dire qu'elle élabore une **sémiologie de la respiration** : soupirs, boule à la gorge, larynx bloqué, étouffement par l'angoisse. Ce qui explique sans doute que l'asthmatique devienne un **intériorisé**. Pour lui, la communication est difficile, la méfiance s'installe. Il expose abondamment sa souffrance physique au médecin. Il a pourtant avec celui-ci des relations de longue durée, fait renouveler les ordonnances, mais ne se confie pas.

Le médecin ne peut donc en aucun cas négliger la composante psychique dans l'approche du patient, et c'est tout le mérite de l'homéopathie de faire de ce principe une règle.

■ *L'arbre généalogique de l'allergie*

La notion d'arbre généalogique de l'allergie fait l'unanimité parmi les spécialistes. Un arbre à explorer **dans son ensemble** jusques et y compris les racines.

- L'allergie pourrait donc être **héréditaire**, c'est-à-dire que le sujet naît avec un **déficit** en **lymphocytes** et fabrique des **anticorps** en nombre anormal, mécanisme qui favorise la mise en contact de l'allergie.

- Elle pourrait aussi être **congénitale** : si l'on part, comme Winnicot, du principe que l'embryon est déjà une personne, on peut aussi penser qu'entre le premier et le dernier jour du 9e mois de la grossesse **il s'est passé quelque chose** dont le rentendissement sur l'enfant est qu'il **naît**, par exemple, asthmatique.

En fait, dans le domaine de la maladie, rien ne survient au hasard. Prenez la **migraine** : nous avons vu qu'elle découle de la rencontre entre l'organisme et une hormone, la **sérotonine**. Or, on observe dans certaines familles la pérennité de ces troubles qui semblent se transmettre systématiquement aux descendants. Il y a, de même, des **familles** « à » urticaire, eczéma, asthme, coryza...

Le véhicule de ces prédispositions fâcheuses est le **ruban** d'**ADN** qui, à l'intérieur de nos cellules, porte la **mémoire** du passé. Quand un couple de parents est allergique, le facteur de risque est évalué à **70%** pour la **transmission** de cette allergie ! La « construction humaine » est donc fortement marquée par la **génétique**. Ce qui a conduit les homéopathes à établir un certain nombre de **types constants**, reconnaissables à des critères physiques et psychiques, atteints **congénitalement** d'allergie ; chacun peut la percevoir de **façon différente**. Ces modes de références permettent à l'homéopathe une première approche du patient qu'il affine ensuite à l'aide de l'interrogatoire et des remèdes correspondants.

- **Le lymphatique : rond**, avec un léger **embonpoint**, présentant une **peau pâle**, rosée, il craint le froid et les refroidissements. Il est **lent**, mais sa **mémoire** est excellente. Ses **glandes lymphatiques** sont prépondérantes, ses **muqueuses** sont en lutte avec l'allergie et l'infection. Sinusites, otites (qui lui ôtent une partie de ses facultés auditives), placent ce type d'enfant en queue de classe, ce qui ne semble pas trop le gêner. Il aime les pâtes, les pommes de terre et supporte **mal l'humidité**. Il ne faut pas le bousculer et lui donner des tâches ponctuelles et rythmées. NATRUM SULFURICUM, GRAPHITES, ARSENICUM ALBUM se rattachent à ce type.

- **Le sanguin :** voilà plutôt le style déménageur. **Puissan**t, **vif**, accrocheur, il est **agressif** et déborde d'adrénaline. Il aime le mouvement, l'air, la verbalisation. Anxieux, bouillant, impatient, **optimiste** mais **colérique**, il aime la **vie**, le concret. Souvent **égocentrique**, ses colères courtes mais violentes lui ouvrent en force les portes de la communication sociale. Hélas, toute cette adrénaline va se combiner à la libération d'**histamine** ! La **manifestation allergique** est violente, congestive et forte. La réaction de **choc**, d'allergie immédiate se traduit par un œdème, une hypersécrétion de mucus, une enflure. L'histamine envahit tout. Le **plasma** sanguin fuit hors des vaisseaux, la **masse sanguine** s'amenuise et le **cœur** pompe à vide. Il faut rapidement injecter de l'adrénaline.

Les allergènes seront surtout les **pollens** et les **poussières**. On trouvera même chez ces sujets des **allergies alimentaires multiples et croisées**. Dans l'arsenal homéopathique, NUX VOMICA est d'ailleurs le remède des allergies multiples, du genre à faire perdre son latin à l'allergologue. NUX VOMICA, CHAMOMILLA, ANTIMONIUM CRUDUM se reconnaissent dans ce tableau.

• **Le phosphorique :** il est **maigre**, **longiligne**, déminéralisé. Il donne envie de le protéger, car son allergie s'aggrave de **difficultés affectives**, d'états d'âme. Il réagit aux **acariens**, aux **fraises**, au **chocolat** et surtout à la **mauvaise harmonie familiale**. Chez lui, l'allergie aux acariens est particulièrement forte, et il est le premier à tomber malade en cas d'intoxication à la cantine. Il est aussi sensible aux **moisissures** et **se fatigue** vite. Une mère trop protectrice ne sera pas un bon cadeau de la vie pour lui. Affamé d'oxygène, il **supporte mal l'air confiné**. Il sort prendre l'air, et il attrape froid dans **l'air humide** du dehors. Les changements de saison lui sont redoutables. Il éprouve le besoin de s'allonger souvent, manque les cours et son niveau scolaire s'en ressent. Autrefois, le phosphorique était la proie toute désigné pour le bistouri des fanatiques de l'**ablation des amygdales**. Tout le reste de sa vie, il subissait toutes sortes d'**infections respiratoires**, qui ne rencontraient plus cette barrière naturelle dont on l'avait privé. PHOSPHORUS, évidemment, et aussi PSORINUM correspondent à ces tendances.

• **Le fluorique :** il est **instable** à cause de son psychisme et de sa colonne. Enfant, il est **mieux debout qu'assis**. Il change facilement d'humeur, cultive le **paradoxe** et tourne le dos aux interdits. Il a horreur de toute **contrainte**, qu'il fuit d'ailleurs par le **changement**, le mouvement, le départ. Il oscille entre réalisation géniale et échec retentissant. Quelque peu pervers, il fournit des prestations parfois brillantes en société. **Hyperacti**f, il réagit violemment à l'**environnemen**t. Il est vite **surinfecté**, pollué et polluant lui-même. Streptocoque et staphylocoque sont ses ennemis jurés et le combat qu'il leur livre empoisonne ses **nuits**. Il est sujet aux **catarrhes chroniques** épais, verdâtres, atteignant les oreilles ou les sinus. Il **transpire** abondamment la nuit. Son caractère s'apaise à la montagne. On pourrait dire de lui qu'il s'enflamme, se ronge et ronge les autres.

FLUORICUM ACIDUM, IGNATIA, THUYA et MERCURIUS peuvent être placés ici.

QUELQUES CAS

- Le jeune Rodolphe a huit ans. Sain, glouton, gourmand, il a une chair rosée et se gratte les yeux. Ses **conjonctives** sont en feu, **porte d'entrée** fréquente de l'allergie chez l'enfant.
- Une jeune étudiante espagnole, Francesca, termine à Paris un diplôme d'ingénieur. En juin, elle participe à un pique-nique à la campagne. Son nez se bouche, ses yeux rougissent, elle éternue. Le soir, elle tousse. En ville elle n'a rien : c'est le classique **rhume des foins**.
- Alexandre, étudiant, soigne ses angines à répétition à coup d'antibiotiques. Immédiatement il a des plaques rouges un peu épaisses, à centre clair. Voilà une **allergie aux antibiotiques**.
- Guillaume, huit ans, éternue en salves, surtout au réveil, ses yeux piquent. En vacances, il va mieux, sauf quand le chat du voisin arrive car il adore Guillaume qui, hélas, présente une **allergie aux acariens** et **à la poussière** de maison.
- Jean-Claude est distingué, un peu snob, et traîne constamment une rhinopharyngite qui lui fait porter un élégant foulard. Il a été soigneusement vacciné pendant l'enfance mais le moindre courant d'air lui met le nez en ébullition et les maux de tête en font un habitué des aspirines. À la radio, ses sinus apparaissent opaques. L'explication : on lui a **retiré les amygdales** quand il avait six ans, c'était la mode ! Il n'existe donc plus de barrière à l'invasion des allergènes.
- Françoise a fait de son appartement un véritable jardin. Mais voilà que les pucerons attaquent. Chez le droguiste, sans se poser de questions, elle achète une bombe aérosol. Quelques minutes après, sa peau est en feu. Belle **allergie à un produit de synthèse** insecticide !
- Christine souffre sans cesse de poussées d'œdème et ses jambes sont empâtées. Elle urine peu, la prise d'un diurétique ne lui apporte aucune amélioration. En pratiquant une exclusion alimentaire on découvre une **allergie** aux **cacahuètes**, au **soja**, aux **colorants** des superbes crevettes qu'elle adore.

CHAPITRE II

COMMENT SE DÉCLENCHE L'ALLERGIE ET POURQUOI

La défense immunitaire de l'organisme repose sur le fonctionnement du **système dit lymphoïde** : **moelle osseuse**, **thymus** (petite glande à la base du cou, très importante chez l'enfant), **ganglions lymphatiques**, **tissu lymphoïde** de l'intestin et des bronches, appendice, végétations, amygdales et rate (on comprendra à ce propos qu'il n'est sans doute pas toujours souhaitable d'ôter chirurgicalement ces derniers, comme on le fait encore trop souvent sans chercher les solutions thérapeutiques de terrain, les seules à garantir une amélioration sans nuisance). Chaque soldat de cette véritable armée de défense a sa fonction propre face à l'invasion extérieure.

- **Les polynucléaires**

Il s'agit de globules blancs possédant plusieurs noyaux. Les polynucléaires **neutrophiles** phagocytent (englobent puis « digèrent ») les cellules étrangères. Les **éosinophiles** sont normalement peu nombreux. Ils se multiplient en cas de parasitose ou d'allergie, d'où les analyses souvent demandées pour les patients. Enfin, les **basophiles** fixent les immunoglobulines et synthétisent les médiateurs.

- **Les lymphocytes**

Présents dans le sang, la lymphe et le système lymphoïde, ils sont de trois sortes. Les **lymphocytes B produisent les anticorps** ou **immunoglobulines**, spécifiques de tel ou tel antigène. Disons rapidement qu'on distingue cinq sortes d'immunoglobulines désignées couramment par leur abréviation : IgG, IgA, IgM, IgD, IgE. Ces dernières se trouvent en petite quantité chez un sujet non allergique. Un taux élevé révèle une prédisposition au trouble allergique de **type 1**.

Les **lymphocytes T** interviennent dans l'immunité à médiation cellulaire. Les basophiles et les mastocytes (cellules des tissus de certains organes) libèrent les **médiateurs** (histamine, héparine, prostaglandines, etc.) qui stimulent la sécrétion des muqueuses, la dilatation des capillaires, la contraction des fibres musculaires lisses, l'excitation des extrémités nerveuses. Une vraie **levée de boucliers** devant l'agresseur, excessive chez l'allergique. L'allergie étant, on l'a vu, une **réponse immunitaire anormale**, dans laquelle l'hérédité joue un rôle important.

Nous laisserons de côté les **lymphocytes** dits **nuls**, parce que sans effet, et les **lymphocytes K** qui détruisent les cellules malades.

Une fois dans la place, l'ennemi frappe là où il peut : nez, yeux, oreilles, gorge, peau, intestin. Comme dans toute invasion, il s'attaque d'abord aux **frontières** – les muqueuses du nez, des yeux et des oreilles – et il est repoussé après une lutte se traduisant par les troubles que l'on sait. S'il peut, il entre ensuite **dans la place** après avoir réussi une percée. L'exemple **respiratoire** est éloquent : quand le **nez-frontière** est atteint en premier, s'il se bouche et coule, c'est un assez bon pronostic. Les postes-frontières sont armés et vigilants. Si le **poumon** est attaqué en premier, la maladie est plus sévère. C'est alors la crise d'asthme suffocante et la baisse de l'élan vital.

Rappelons que les trois grands symptômes de l'allergie sont : l'**œdème**, l'**hypersécrétion**, l'**excitation des terminaisons nerveuses**. En clair, si vous gonflez, si vous larmoyez, éternuez, crachez, si vous vous grattez, si votre estomac brûle, il y a de grandes chances pour que vous soyez allergique. Reste à savoir quel est **votre ennemi**, quel est l'**allergène** mis en cause (ou l'association d'allergènes). Et pourquoi ce corps étranger provoque chez vous de **telles réactions**.

LES CAUSES PHYSIQUES

L'apparition de **réactions allergiques** peut être favorisée par des causes physiques.

■ *L'état général*

Il s'agit de facteurs qui ne sont **ni génétiques**, **ni psychiques** mais liés à l'**état de santé** du sujet. Ainsi, les **infections virales** favorisent le déclenchement de l'allergie en stimulant la fabrication des IgE. Cette production plus importante subit une sorte de **déviation** et prend pour cible non plus les antigènes viraux, mais les **pneumallergènes** et les **trophallergènes** classiques.

Même tableau, à peu de chose près, dans le cas des **infections bactériennes**, qui elles aussi intensifient la sécrétion d'IgE. L'invasion bactérienne augmente la **perméabilité des muqueuses** qui laissent alors passer les allergènes.

Enfin, les **parasitoses** stimulent aussi la synthèse d'IgE mais le mécanisme est assez paradoxal. Les IgE destinées à lutter contre la parasitose se fixent sur les **mastocytes** et bloquent l'action des IgE **anti-allergènes**. En résumé, la parasitose diminue la **défense** de l'organisme contre les allergènes. À l'inverse, la parasitose survenant **après** l'allergie provoque une nouvelle crise.

■ *L'alimentation*

Voilà un domaine où l'**industrialisation** de notre société, en particulier la dérive de l'industrie agro-alimentaire vers la chimie et la rentabilité à tout prix, joue un rôle prépondérant. Les aliments modernes sont de plus en plus **complexes**, à base d'un nombre incroyable d'**additifs** de tous genres.

Certains auteurs ont l'habitude de distinguer entre **allergie** et **intolérance**. Dans le cas de l'**intolérance**, la libération des médiateurs, principalement l'**histamine**, se fait **sans l'intervention du système immunitaire**. Dans le domaine alimentaire, on observe de nombreux cas d'intolérances. Cependant, il existe aussi de véritables allergies à certains **additifs** (colorants, conservateurs) ou à des **germes microbiens**, dans les mollusques par exemple.

Les réactions aux aliments riches en histamine naturelle (thon rouge, sardines, maquereaux) et aux additifs alimentaires peuvent être très **violentes** : fatigue, oppression thoracique, sensation de brûlure.

CONSEIL

La composition des aliments, obligatoire sur les étiquettes, n'est hélas pas toujours clairement indiquée. Pour éviter ces substances plus ou moins toxiques, choisissez les produits de l'agriculture biologique.
Ils sont cultivés selon des cahiers des charges maintenant établis au niveau européen, sans produits de synthèse. Pour être proposés comme produits biologiques, ils doivent également être transformés sans additifs chimiques. Sachez lire les étiquettes : la mention « produit de l'agriculture biologique » est obligatoirement inscrite, ainsi bien entendu que la composition.

Le **blanc d'œuf**, avec l'ovalbumine, le **chocolat** avec la tyramine, et surtout le **lait** sont des facteurs importants d'allergie. Ce dernier contient, dans la caséine, une vingtaine, pas moins, de **protéines** particulièrement **allergisantes**, auxquelles s'ajoutent les **résidus d'antibiotiques**, de **sulfamides** et autres **hormones** dont ont été largement abreuvées les **vaches productrices**. Au point que, chez des enfants issus de parents allergiques, on devrait **exclure totalement le lait**.

Indirectement, on peut rattacher à une **intolérance alimentaire** les réactions aiguës à certains vaccins : le produit a été préparé sur des embryons de poulets très allergisants.

Si l'on se souvient de SULFUR, on sait que son peu de discernement en matière d'alimentation lui fait ingurgiter une **multitude d'antigènes** sans qu'il présente de réaction pathologique : une sorte de **mithridatisation** (immunisation aux toxiques par ingestions régulières) s'est produite. En revanche, l'histamine dont il regorge se dépose sur les paupières, les yeux, la peau. L'**allergie alimentaire** n'est pas toujours facile à détecter. Il faut cependant y penser quand les troubles surviennent quelques heures **après les repas**.

• Chez le nourrisson

L'allergie survient de quelques minutes à quelques heures après le biberon et va de l'**urticaire** à l'**œdème de Quincke**, en passant par la **bronchite** et l'**eczéma**. C'est la fameuse **intolérance au lait de vache** qui disparaît à deux ans.

• Chez l'enfant

On parle souvent de vomissements acétonémiques, d'insuffisance hépatique, on pense à l'appendicite. Mais la **diarrhée**, le **prurit**, l'**urticaire** orientent le diagnostic. Vers huit ans, les symptômes disparaissent.

- À un enfant gros mangeur, à la langue blanche et maussade,
  ANTIMONIUM CRUDUM, puis SULFUR.

- Il y a urticaire, douleurs abdominales et selles liquides,
  BELLADONNA, URTICA URENS, PARATYPHOÏDUM.

- Chez un enfant grognon,
  ANTIMONIUM CRUDUM et NUX VOMICA.

- Enfant plein de vitalité, avec un prurit et une peau reflétant l'intoxication,
  CALADIUM et SULFUR.

Les choses se compliquent chez l'**adulte**. Sont concernés la **bouche** avec un œdème des lèvres, une enflure et un prurit au lever dus à la libération de l'histamine, des **aphtes** récidivants activés par les noix, les noisettes, les fromages fermentés. Il faut penser à l'état des **dents** (foyer infectieux possible) avant d'incriminer les rouges à lèvres, les colorants ou les prothèses. Sont souvent en cause également les **crustacés**, le **poisson**, les **céréales**, les **légumineuses**.

Il existe plusieurs **remèdes** homéopathiques à l'allergie alimentaire de l'adulte. D'une manière générale, NUX VOMICA sera le premier remède à employer. On pensera aussi à :

- Si vous avez la langue blanche,
  ANTIMONIUM CRUDUM.

- En cas de soif intense et de mauvaise grâce à bouger,
  BRYONIA.

- Quand vous avez tendance aux vomissements,
  SANGUINARIA, NUX VOMICA si besoin d'une petite sieste.

- Votre langue est jaunâtre, avec une mauvaise odeur corporelle générale, le foie est le grand coupable,
  CHÉLIDOINE.

Les phénomènes allergiques peuvent toucher la **partie inférieure du tube digestif**. On accuse alors la déficience de la **fonction d'épuration** du **foie** détectable à divers syptômes : obstruction nasale, langue chargée, état nauséeux, manifestations cutanées sur le visage. C'est la **vésicule biliaire** qui est en cause. Fonctionnant difficilement, elle peut être encombrée de **boue** ou de **sable**, avec des **germes** microbiens tranquillement assoupis.

Le patient souffre de **vomissements** après les repas, de **douleurs au côlon** de type **spasmodique**, de **fermentation**, de **constipation**. Le pourtour **anal** est atteint de **prurit**, avec un **eczéma** microbien ou mycosique. Dans ce tableau, on soupçonne toujours un terrain allergique dont les risques, selon le professeur Valéry Radot, s'établissent ainsi :

- 50 % de probabilités chez l'enfant d'une mère allergique,
- 30 % chez l'enfant d'un père allergique,
- 70 % chez l'enfant dont les deux parents sont allergiques.

CONSEIL
En cas d'insuffisance hépatique, voici quelques conseils pour améliorer votre état.
- **Prenez votre petit déjeuner au moins 4 heures avant le déjeuner.**
- **Préférez le thé au lait, évitez les excès de beurre et de miel ou de confiture.**
- **Variez vos aliments et veillez à les présenter de façon appétissante.**
- **Prenez suffisamment d'exercice.**
- **Mangez des fruits frais, entre les repas.**
- **Le soir, évitez les aliments très énergétiques (féculents, sucres, sauces).**

Pour le **diagnostic**, on peut employer le **Rast**, technique radio-immunologique qui permet de détecter les IgE spécifiques dans le sérum. Ou encore la **méthode densitométrique** et **photographique** qui détermine des séries d'allergènes, méthode simple qui a l'avantage d'éviter les réactions secondaires par dépôt d'antigènes sur le malade. Si ces tests n'aboutissent pas, reste la **méthode d'exclusion**, laborieuse, mais valable : on élimine un aliment pendant une dizaine de jours, puis on le réintroduit en observant les troubles éventuels.

Dans ce maquis de l'allergie alimentaire, il faut savoir qu'il n'existe **pas de règle absolue**. L'individualisation est une règle en homéopathie. Tel aliment inoffensif pour NUX VOMICA accablera de maux PULSATILLA ou CHAMOMILLA.

Les remèdes suivants peuvent cependant **soulager** l'intolérance alimentaire :

intolérance à	remède
café	CHAMOMILLA
chou	PETROLEUM
farineux, féculents	LYCOPODIUM
vin, acides	ANTIMONIUM CRUDUM
beurre	PULSATILLA
œufs	FERRUM METALLICUM
lait	SEPIA, CAMBOGIA
pain	HYDRASTIS
pâtisseries	PULSATILLA

Inversement, les envies et les aversions alimentaires sont les **clés du diagnostic**. L'homéopathe est plus à la recherche de ce qui touche au **patient** qu'à la maladie. L'enquête alimentaire part à la recherche des **instincts** vers le **sucré**, le **salé**, l'**acide**. L'expérience montre que l'aversion alimentaire des enfants est un **signal d'alerte allergique**. Ce qui permet la corrélation avec les grands remèdes homéopathiques qui comptent dans leurs symptômes principaux, comme on l'a vu dans les Portraits, les **aversions significatives** pour l'approche allergique.

L'homéopathie prend ici le pas sur les autres méthodes car cette approche particulièrement **personnalisée** et **affinée** peut **éviter** bien des **examens de laboratoire**.

UN PROBLÈME D'ENVIRONNEMENT

Dans l'allergie, on peut dire que le principal accusé est l'**environnement**, avec tout ce qu'il comporte de **dangers** naturels ou artificiels. Dans la vie courante, chacun de vous partage son temps entre **plusieurs cadres de vie** : la maison, l'extérieur, le travail, autant d'occasions de rencontrer vos agresseurs allergènes.

■ *À la maison.*

Le foyer, lieu de refuge et de confort, est pourtant truffé de **pièges allergènes**. On ne parlera pas de ceux que les habitants créent eux-mêmes, comme la fumée du tabac qui, en agressant la muqueuse respiratoire, favorise l'entrée des allergènes. Mais de tous les éléments qui font partie de la vie quotidienne.

• **La poussière de maison**

C'est certainement le **principal accusé**. La maison la mieux entretenue ne lui échappe pas. La poussière de maison est un cocktail détonant que le barman le plus infernal n'aurait jamais osé imaginer : minuscules **fragments** de peau morte venant principalement des habitants du foyer et de leurs animaux, de cheveux, de poils divers, de plumes, de végétaux, de moisissures et de toutes sortes de **débris infimes** provenant des murs, des sols, des plafonds...

Sans oublier ceux qui se repaissent de ce menu incroyable et sont au cœur des manifestations allergiques : **les acariens**. C'est en 1964 que le rôle des acariens dans les phénomènes allergiques a été mis en évidence par Voorhost. Minuscules (un tiers de millimètre) bestioles cousines du sarcopte de la gale, planqués dans les moquettes, les tapis, les literies, les sièges, les livres, les jouets et autres rideaux ou vêtements, ils se repaissent de tous les **débris organiques**, notamment les squames humains. On peut en compter jusqu'à 500 au millimètre cube dans des poussières de literie !

Quand, en hiver, vous ouvrez la fenêtre croyant bien faire, ou placez un humidificateur sur le radiateur du salon, ils ricanent : l'**humidité** supérieure à 70% leur convient tout à fait comme d'ailleurs la **chaleur** qu'ils préfèrent aux alentours de 25°, d'où leur prédilection pour votre **matelas** ou le **panier du chat**. En revanche, ils détestent le **soleil** et l'**altitude**, mais on ne peut pas toujours vivre au-dessus de 1 500 m ! Non seulement les **acariens** eux-mêmes sont allergisants, mais aussi leurs **déjections**. Vous les tuez ? Dans la tombe, ils triomphent encore : leurs **cadavres** continuent à vous faire tousser ou moucher. Après toute opération de destruction, il est donc indispensable d'**éliminer les cadavres** par le lavage, l'aspiration ou le nettoyage à sec. À noter que le **lavage** ne les tue qu'à partir de 55°, ce qui élimine les textiles délicats et la layette de bébé. Le nettoyage à la **vapeur** (environ 80°) est quant à lui très efficace, mais ne peut tout atteindre dans la maison.

CONSEIL

Pour les industriels, la lutte contre les acariens est devenue un créneau. Ne vous laissez pas séduire par les sirènes de la publicité : vous ajouteriez un nouveau toxique (pesticide de synthèse) à votre environnement. Il existe des produits sains, en bombes aérosols qui permettent d'aller partout. Employez des produits naturels, dont la composition ne présente aucune substance toxique. Les huiles essentielles ont prouvé leur efficacité. Ainsi, le Citrosil, qui contient des essences de thym, de citron et de lavandin dans un excipient alcoolisé. Propulsé par l'azote, gaz neutre, il garantit trois mois sans acariens dans une habitation. Dégradable à 100%, non toxique, ininflammable, ce type de produit a de plus l'intérêt d'assainir l'atmosphère.

• Les produits divers

Les industriels rivalisent d'ingéniosité pour faire acheter leurs **produits d'entretien** et multiplient des besoins qui pourraient pourtant se résoudre à un bon savon noir ou à un produit biodégradable. Ces **substances synthétiques** sont omniprésentes. Elles entraînent des troubles soit par **contact**, soit par **inhalation** car elles sont souvent employées en aérosol. Parmi les plus dangereuses, le **formo**l est malheureusement très répandu et utilisé pour plusieurs de ses propriétés. **Durcisseur**, il est présent dans certains vernis à ongles, dans la plupart des papiers dits essuie-tout (il en existe tout de même un garanti sans formol, présenté en dévidoir cylindrique), et dans les tissus dont ils assurent le maintien. **Stabilisateur**, il est employé dans les teintures et les apprêts des murs. Cette liste est loin d'être exhaustive. Il faut aussi éviter tous les **insecticides** et les soi-disant **assainisseurs** d'atmosphère à base de substances chimiques. Utilisés en spray, ils pénètrent très rapidement dans le sang par les alvéoles pulmonaires.

CONSEIL

Pour assainir la maison en la parfumant, rien de tel que les huiles essentielles, à laisser s'exhaler dans une coupelle ou mieux, à répandre dans l'atmosphère avec un diffuseur. On trouve aussi des insecticides non polluants et non toxiques à base de dérivés du pyrèthre.

• Les matières diverses

On commence à parler aujourd'hui de « maison saine ». Les **matières** utilisées pour la construction et l'aménagement ne sont pas innocentes. Plâtres, ciments (chromates), peintures, poignées de portes et autres accessoires (nickel) peuvent provoquer des allergies. Ainsi que les **résines synthétiques** largement répandues dans les **maisons** et dans les produits de **bricolage**. Et on retrouve le formol dans les colles et les apprêts.

• Les animaux

En France, l'**animal de compagnie** a pris une place importante dans les foyers. **Chats**, **chiens**, mais aussi **oiseaux** et **poissons** d'aquarium s'épanouissent sur nos couettes ou nos commodes. Avec un certain nombre d'**inconvénients** tout à fait indépendants de la bonne volonté d'amour et de tendresse de nos petits compagnons. En effet, l'**allergie** est au détour de cette cohabitation.

La palme de l'allergie revient aux **plumes** et aux **duvets**. Presque totalement éliminés de nos literies, ils nous menacent encore à partir de la cage ou de la volière. Ce sont les fines **barbules** qui s'en détachent et la **poussière** qu'ils portent qui sont en cause. Heureusement, les plumes « vivantes » sont moins agressives que celles de la literie qui contiennent, de plus, des **acariens**. Les **déjections** des oiseaux en cage sont, elles, particulièrement **allergisantes**, allant jusqu'à entraîner des **alvéolites**, atteintes respiratoires graves.

Vient ensuite Minet, dont les **poils** et la **salive** sont allergisants. Le chat étant un animal propre, voire méticuleux, il **se lèche** beaucoup et dépose donc sa salive en abondance sur son pelage qui porte aussi des **acariens**. Quant au chien, c'est surtout par ses **squames** (comme le cheval) qu'il devient facteur de sensibilisation.

Citons encore les **insectes** qui, par leurs **écailles** ou les **substances** qu'ils libèrent dans l'air, peuvent être allergisants (blattes, papillons, vers à soie, charançons, etc.)

■ *À l'extérieur*

Ne vous précipitez pas hors de chez vous pour fuir les allergènes : vous allez en trouver tout autant à l'extérieur, et parfois de bien pires et en plus grande quantité.

- **Les poussières**

Dans les poussières virevoltant gentiment dans le rayon de soleil qui inonde la rue, vous allez trouver d'autres composants que dans la poussière de maison : substances **chimiques** et **polluants** divers, issus des fumées d'usine et des pots d'échappement, matières **minérales** arrachées au sol par le vent, matières **végétales**.

- **Les pollens**

Ce sont les allergènes auxquels tout le monde pense. On les associe au **rhume des foins** ou rhinite allergique. L'allergie se déclenche quand ils atteignent 10 à 20 grains par mètre cube. Microscopiques (5/10 mm), ils viennent des **arbres**, des **herbes**, des **plantes d'ornement**. Les **arbres** les plus allergisants sont l'aulne, le cèdre, le châtaignier, le cyprès, l'érable, le frêne, le noyer, le sureau et le peuplier. Pour les **herbacées**, le plantain, la pariétaire (plante du midi), la chénopode, l'amarante et, de façon générale, les plantes de la famille des **composées** comme l'armoise. Le **calendrier ci-contre** indique la chronologie de la **formation des pollens** utile pour établir le traitement.

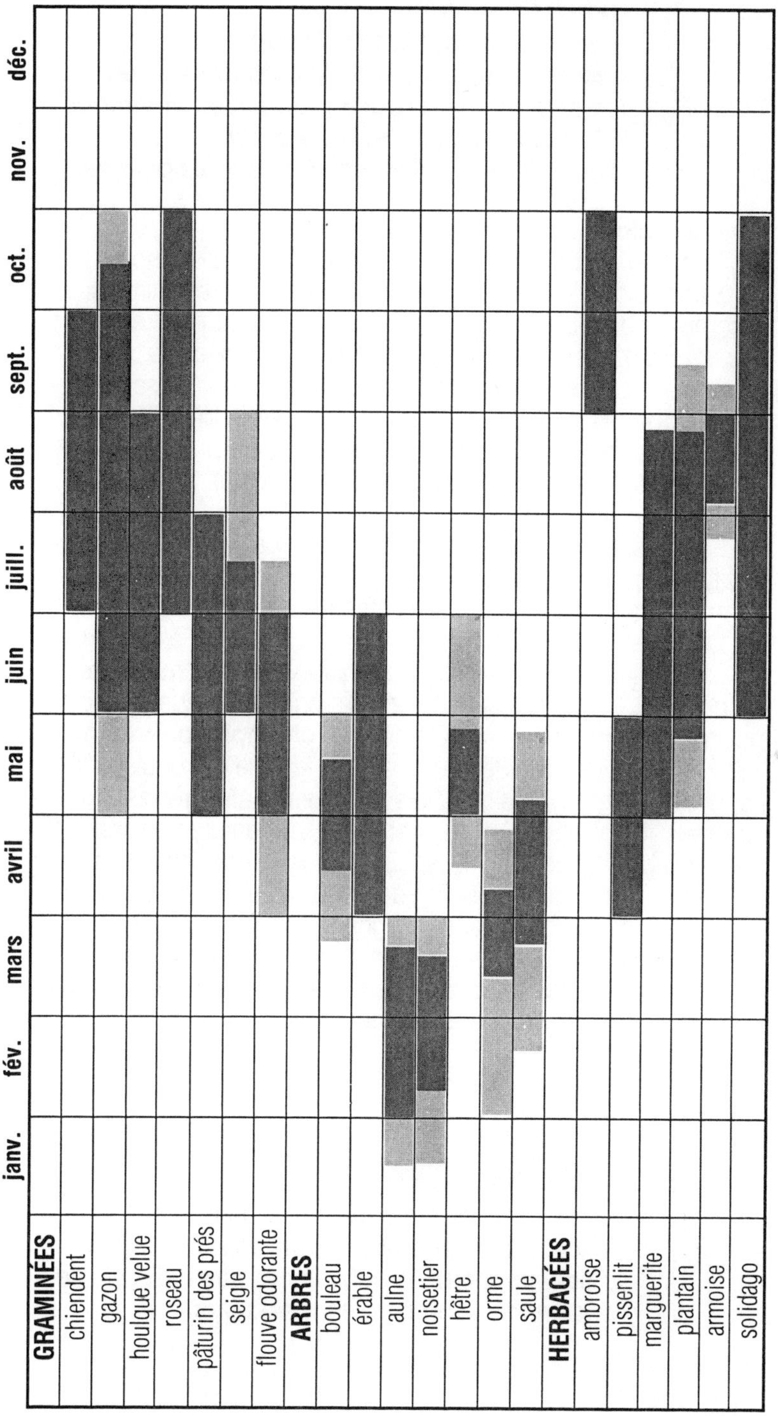
janv.
fév.
mars
avril
mai
juin
juill.
août
sept.
oct.
nov.
déc.
GRAMINÉES
chiendent
gazon
houlque velue
roseau
pâturin des prés
seigle
flouve odorante
ARBRES
bouleau
érable
aulne
noisetier
hêtre
orme
saule
HERBACÉES
ambroise
pissenlit
marguerite
plantain
armoise
solidago

AVERTISSEMENT
Il ne faut pas confondre le pollen microscopique, venant des végétaux, avec les gros grains de pollen vendus en diététique, fabriqués par les abeilles à partir des pollens qu'elles récoltent sur les plantes.

• Le soleil

Tout, dans la vie, est question d'équilibre. Si le **soleil** est notre astre de vie, sans lequel ni les plantes, ni les animaux, ni l'homme ne pourraient garder leur élan vital, il peut aussi se montrer très **dangereux**. Surtout aujourd'hui où la couche d'ozone, percée par les débordements humains, laisse passer les **rayons ultraviolets toxiques**. Il est particulièrement nocif pour les **sanguins à peau blanche** (PULSATILLA, FERRUM, NATRUM CARBONICUM, CHAMOMILLA, LACHESIS).

• Allergènes divers

Les activités **industrielles** étant de plus en plus envahissantes, nous n'avons pas épuisé la liste des substances polluantes et allergisantes qui vous attendent au coin de la rue.

Les **moisissures**, présentes un peu partout à l'extérieur comme à l'**intérieur** d'ailleurs, encouragées par **l'humidité** et la **chaleur**, s'épanouissent sur les aliments, les tissus, les cuirs, les murs, les réfrigérateurs. Comme les **champignons**, les moisissures sont dépourvues de chlorophylle et se reproduisent par **spores**. Ces derniers sont les vecteurs d'**allergènes complexes**, **trophallergènes** (allergènes alimentaires entraînant des troubles dépassant la sphère digestive) ou **pneumallergènes**. C'est en se répandant dans l'atmosphère ou en proliférant dans les aliments qu'ils atteignent leur cible : vous !

Par temps humide et bas, l'**air** de nos cités est particulièrement chargé en **facteurs allergènes**. **Hydrocarbures, oxyde d'azote, monoxyde de carbone, oxyde de soufre, acide sulfurique** sont au menu et la liste n'est pas exhaustive ! Les mesures prises pour améliorer la qualité de l'air sont encore largement insuffisantes.

AVERTISSEMENT
En ville, évitez les poussettes basses qui placent le nez du bébé au niveau des pots d'échappement. N'oubliez pas que l'allergie se déclenche à force de sensibilisation.

Choisissez une poussette à roues hautes – la pollution de l'air étant inversement proportionnelle à la hauteur au sol – dans laquelle l'enfant regarde vers vous au lieu de recevoir le vent en pleine figure.
Même si c'est moins pratique pour le transport, la santé de bébé vaut bien un effort !

■ *Les métiers sensibilisateurs*

Malheureusement, nombre de travailleurs sont exposés à une sensibilisation importante dans l'exercice de leur profession. Les plus exposés sont sans doute les ouvrirers des **industries chimiques**, en contact permanent avec des colles, des colorants, des vernis, des fixateurs, et autres composants.

Mais avec la complexité des substances utilisées aujourd'hui, on peut dire que tous ceux, y compris les artisans, qui participent à la **fabrication** d'objets ou de matériaux sont gravement exposés.

Certaines allergies sont cependant bien **spécifiques** et connues des **médecins du travail** : allergie au ciment, à la peinture, à la farine, aux laques (coiffeurs), à la sciure, au bois…

Dans tous ces cas, c'est le contact permanent, quotidien, répété qui crée la sensibilisation, puis l'allergie. Celle-ci n'est pas forcément proportionnelle à la **toxicité** du produit.

Il ne faut pas oublier l'**environnement** de travail, dans lequel vous passez de longues heures : **moquettes**, **revêtements** de murs, **matières synthétiques**, **ordinateurs** installent peu à peu la **sensibilisation**.

■ *Autres allergènes*

• Les germes

Levure microscopique peuplant le tube digestif, voici le sinistre **Candida albicans**, hôte normalement inoffensif des muqueuses surtout génitales, devenant envahissant chez la **femme** pendant les derniers jours du cycle et pendant la grossesse. Il est alors **allergisant** et justifie la prise de HISTAMINE 9 CH et de CANDIDA ALBICANS 9 CH.

D'une manière générale, ce sont les **antibiotiques** et les **pilules hormonales** qui doivent assumer la responsabilité de sa prolifération.

• Les médicaments

En médecine, la prolifération des **molécules de synthèse** a entraîné celle des cas d'allergie. Des enquêtes montrent que 5% des **patients hospitalisés** le sont pour **allergie** et que, sur ce nombre total, 30% ont une **intolérance médicamenteuse**.

AVERTISSEMENT

Une piqûre cause une allergie plus grave que la voie orale. Le tube digestif sert souvent de garde-fou en provoquant vomissement, urticaire, diarrhée. La diète que l'on applique dans ce cas permet le nettoyage du corps après ces signaux d'alarme.

Les **grosses molécules** ne sont pas les seules allergisantes : les petites aussi, qui s'associent aux protéines du sérum. Elles constituent les **haptènes**. Un haptène est une des **deux substances** de l'antigène qui en assurent la **spécificité** ; l'haptène réagit à l'**anticorps** correspondant mais, à lui seul, ne peut en provoquer la formation. Il doit **s'associer** à une **protéine** (grosse molécule) pour que le message passe et former un véritable **antigène**. La fréquence des traitements au **long cours**, due à l'allongement de la vie, joue un rôle dans la prolifération de ces allergies.

AVERTISSEMENT

Sont fréquemment allergisants : les antidouleurs, les antiparasitaires, les produits pour la circulation, les produits de contraste iodés (radios), les anesthésiques...

La réaction à un médicament ne se produit pas forcément **tout de suite**. Parfois, sans qu'**aucune réaction cutanée** n'ait eu lieu auparavant, au bout de mois ou d'années d'utilisation, le patient est tout à coup victime d'un **choc anaphylactique**.

CONSEIL

Dans les traitements à risque, il faut surveiller le taux d'éosinophiles (s'il est supérieur à 3 %, il y a allergie), les plaquettes sanguines, le taux des globules blancs et rouges (respectivement moins de 3 500 000 et de 3 000).

Le **risque allergique** est complexe : au cours d'une **intervention chirurgicale**, un receveur sain peut acquérir l'**empreinte allergique** d'un donneur. La difficulté est alors de remonter la piste. On parle beaucoup de la transmission des virus (HIV, hépatite) mais on évoque peu ces dangers allergiques.

Les **vaccins** et **sérums**, préparés sur sérum de cheval, les **antibiotiques**, cultures de moisissures, le **vaccin antigrippal**, cultivé sur blanc d'œuf sont aussi des allergènes en puissance.

CONSEIL

Plutôt que de vouloir guérir tout de suite à coup d'antibiotiques, pensez à L 52, intervenant efficacement sur les rhinopharyngites et la grippe.

On ne cesse de recommander à la population toutes sortes de vaccins. Mais on perd de vue que le **vaccin** introduit une **affection miniaturisée** dans le sérum. Ainsi, après le **vaccin antigrippal**, on constate que les **grippes chroniques** à **sinusite indéterminée** ne font qu'**augmenter**.

Bien des maladies (poliomyélite, variole, fièvre thyphoïde) ont été éradiquées. Mais la méthodologie du vaccin qui s'est mise en place devrait soulever le **doute** chez les médecins. Les vaccins du bébé sont **trop précoces** ; chez les PHOSPHORUS et chez les plus faibles, les **risques** sont importants. Peu de médecins sont attentifs à ces données.

D'ailleurs, dans certains pays, à haute technologie médicale, on a **supprimé l'obligation de certains vaccins** : BCG, antivariolique... Les vaccins **antiviraux** sont redoutés des homéopathes qui, dans leur majorité, restent persuadés que les **maladies « enfantines »** telles que rougeole, oreillons et autres rubéoles, constituaient un **combat** d'où l'enfant **sortait plus fort**. Ils affirment aussi que les vaccinations, si l'on y joint la **corticothérapie**, favorisent la **sycose** (terrain de ces enfants qui poussent mal, avec des tissus adipeux et malsains).

CONSEIL

Avant la vaccination de votre enfant, demandez à votre homéopathe de préparer le terrain par une dose infinitésimale des vaccins prévus en ordre chronologique inverse du calendrier et à dilution élevée.
Evitez de lui donner des laitages.

En matière d'allergie, les risques sont **cumulés**. La survenue d'**asthme** ou d'**eczéma** doit conduire à **retarder** la vaccination au moins jusqu'au huitième mois. D'autant que l'on sait que certains vaccins sont supplémentés par des **antibiotiques**, voire des **conservateurs** qui augmentent encore les risques. Il est donc recommandé de déterminer le mode de **préparation** du vaccin en fonction du **terrain** de l'enfant.

Si l'on a aujourd'hui maîtrisé un certain nombre de microbes, commence maintenant l'ère des nuisances.

• **le tabac**

Qu'il s'agisse de tabagisme actif ou passif, la fumée **agresse la muqueuse respiratoire** et la rend **par voie de conséquence**, à cause des **polluants** qu'elle contient (oxyde d'azote, oxyde de carbone), **perméable** aux divers **allergènes respiratoires**.

LE RÔLE DES SAISONS

Et voilà que le temps s'en mêle ! Les **changements** de temps, de climat, de saison intensifient telle ou telle allergie. Histoire de vous rappeler que vous êtes, comme tous les êtres vivants, intimement lié à votre environnement.

En **hiver**, la **pression artérielle** s'élève, d'où des risques **cardiovasculaires** accrus. En **janvier** et **février**, se produisent souvent des **saignements** au cours de traitements aux anticoagulants. **Novembre** est le mois de l'**asthme** et de la **bronchite**.

En **été**, grâce aux fibres et aux sucres des fruits, vous avez des chances de faire une **appendicite**. Les **vents chauds et secs** entraînent l'oppression des **cardiaques**, l'agitation des **nerveux** et l'augmentation des **crimes** et des **suicides**.

L'**automne** et le **printemps** sonnent le réveil des ulcères d'estomac.

Heureusement, l'**homéopathie**, en améliorant le terrain, vous aide à tempérer tous ces effets et à affronter les saisons sans risques.

- Si vous avez besoin d'une prévention cardiovasculaire,
  AURUM 5 CH.

- Des accès de colère matinaux accompagnent chez vous les poussées hypertensives,
  NUX VOMICA 5 CH.

- En cas de refroidissement brusque, si vous êtes hypertendu, ACONITUM NAPELLUS 5 CH.

- En cas de céphalées, chez une femme ménopausée, souffrant d'hypertension et s'étant exposée au soleil, BELLADONNA 5 CH.

- Pour les personnes âgées, recroquevillées en hiver, sont recommandés ARSENICUM ALBUM, BARYTA CARBONICA et CAUSTICUM, 7 CH.

- En cas de défaillance et d'encombrement respiratoire, ANTIMONIUM TARTARICUM (peu d'expectoration), KALIUM BICHROMICUM (expectoration collante), SILICEA, BARYTA CARBONICA, PSORINUM, CAUSTICUM pour les grands frileux, sans oublier le classique INFLUENZINUM en 9 CH, une fois par mois en prévention grippale et ANTIMONIUM SULFURICUM 9 CH en prévention de bronchites périodiques.

- Pour vous immuniser contre le froid et la chute du mercure, RUMEX, HEPAR SULFUR, et surtout CISTUS CANADENSIS, 5 CH.

- En cas d'acidité gastrique en hiver, KALIUM BICHROMICUM, et NUX VOMICA 7 CH pour les sédentaires.

- Si vous craignez les vents froids et secs au niveau du larynx, CAUSTICUM, HEPAR SULFUR, NUX VOMICA, SPONGIA 5 CH.

- Pour vous qui craignez l'humidité, NATRUM SULFURICUM 5 CH soulage les malaises à l'entrée d'une salle de bain embuée, d'une piscine et dans les régions humides et chaudes ainsi que DULCAMARA (nez encombré, douleurs cervicales, doigts enflés sous les bagues).

- Si vous vous sentez raide au premier mouvement du matin, RHUS TOXICODENDRON 5 CH.

- Pour vos migraines du printemps, selon le terrain, APIS MELLIFICA, PULSATILLA, LACHESIS, BELLADONNA 5 CH.

- En été, vous préviendrez les troubles capillaires avec VIPERA, TARENTULA HISPANICA 5 CH,

et les diarrhées estivales seront contrôlées avec
CHINA, VERATRUM ALBUM, ALOE 5 CH (à emporter en vacances).

- Vous serez soulagé en cas d'excès de chaleur avec
  APIS MELLIFICA, IODUM, PULSATILLA, AMMONIUM CARBONICUM 5 CH,
  en cas de non-adaptation aux saisons,
  GELSEMIUM 5 CH.
- Pour éviter aux cardiaques les malaises de l'hypertension dus à la canicule et les extrasystoles (battements du cœur irréguliers) dues aux vents très chauds,
  ARSENICUM IODUM 5 CH.

- Pour vous protéger des orages et des variations électromagnétiques,
  RHODODENDRON 5 CH pour les malaises du corps et l'oppression par temps orageux, cessant à l'arrivée de l'orage,
  PHOSPHORUS, NATRUM CARBONICUM 5 CH.

- En automne enfin, si vous êtes rhumatisant, pensez à
  RHUS TOXIDODENDRON et LACHESIS 5 CH.

À noter que VIPERA 9 CH assure la prévention des phlébites, des embolies et plus modestement des jambes lourdes.

L'allergie étant une maladie aussi complexe que le fonctionnement de l'organisme humain, les causes étant innombrables et souvent croisées, ne pensez pas pouvoir vous soigner **vous-même**. Ce livre vous propose un **aperçu** des différents **aspects** de l'allergie. Les **remèdes** que nous vous y indiquons vous soulageront sans doute et, aspect fort intéressant, leurs effets serviront de **test**, de piste à votre homéopathe. Mais la **consultation** reste indispensable. On peut soigner un rhume « normal » ou un bleu soi-même. Pas la **manifestation allergique**, relevant de l'**individualisation** et de l'**adaptation**.

CHAPITRE III

L'ALLERGIE IMMÉDIATE ET LE CHOC ANAPHYLACTIQUE

Etre **allergique**, c'est avoir été en **contact** un certain nombre de fois avec un **allergène** donné jusqu'à ce que cette **sensibilisation** progressive provoque des **troubles** pathologiques s'aggravant si le contact **perdure**.

La crise d'allergie peut être **localisée** ou **généralisée**. Dans ce dernier cas, on distingue la **maladie sérique**, l'**œdème de Quincke** et le **choc anaphylactique**.

Dans le conflit **antigène/anticorps**, l'**histamine** qui en découle se fixe sur les **cellules** du sang ou des tissus, entrées en guerre, donc **porteuses d'IgE**. Lorsque l'attaque est massive et la sensibilisation existante, elles s'ouvrent – on dit qu'elles dégranulent – et laissent échapper l'histamine au niveau de **tous les tissus** ou de **presque tous**. Dans le premier cas il s'agit de la maladie sérique (du sérum sanguin), dans le second cas de l'œdème de Quincke.

LES CAUSES LES PLUS COURANTES

Etre allergique, c'est afficher un **codage génétique mis en alerte** par des contacts **répétés** avec les substances incriminées. Les premiers chercheurs dans ce domaine ont mis en évidence ce codage par une expérience très simple. Ils ont isolé le sérum d'un sujet allergique au poisson, puis se le sont injecté. Le lendemain, ils ont constaté sur eux des manifestations allergiques de style urticaire à l'absorption de poisson !

Ces **allergies généralisées** ou **brutales** sont donc le résultat d'une **sensibilisation** qui peut être passée inaperçue.

La **maladie sérique** était déclenchée autrefois par le sérum antitétanique fabriqué avec du sérum de cheval, d'où son nom. Mais elle est également provoquée par des **médicaments modernes**, comme les **antibiotiques** (tétracycline, pénicilline, antituberculeux), les **anti-inflammatoires** (phénylbutazone) ou encore l'**insuline**, l'**ACTH** (adréno-corticotrophic hormone), hormone stimulant la sécrétion de cortisone…

L'**œdème de Quincke** peut aussi être dû à certains **médicaments** ou **aliments**, ou même à des **piqûres d'insectes**. Il peut survenir encore au cours de l'évolution d'une **infection**.

Enfin, le **choc anaphylactique** peut avoir de multiples **causes** : piqûre d'insecte, prise de certains **aliments** (surtout poisson, crustacés, œuf), de **médicaments** particuliers (on se souvient peut-être de l'animatrice d'Europe 1 qui en est morte, pour avoir soigné elle-même son rhume à coups de pénicilline !). Mais les médecins s'en méfient aussi lors de tests de **diagnostic** ou de **désensibilisation**, car le choc anaphylactique peut toujours surgir au détour de l'essai d'une substance.

LA MALADIE SÉRIQUE

Il s'agit d'une allergie de type 3. Les troubles surviennent entre **4 et 20 jours après** l'administration du produit incriminé, mais le plus souvent au **neuvième jour**, d'où son surnom : « maladie du 9e jour ».

Plusieurs organes sont touchés, et la crise se présente sous forme d'**éruptions** de type érythème, relativement fugaces, ou d'**urticaire**. Généralement, le thermomètre monte à 38°, le patient est **fatigué**, se sent **mal**, il souffre de **maux de tête**, les **articulations gonflées** sont douloureuses et les **ganglions** ont enflé. S'ajoutent à ce tableau une sensation d'**oppression**, des douleurs de **ventre** et des **vomissements**, et souvent une paralysie des membres supérieurs due à l'atteinte du **plexus brachial** (nerfs situés sous l'aisselle).

Tout va **crescendo** pendant deux ou trois jours puis les troubles **disparaissent en quelques jours**.

> ***AVERTISSEMENT***
> ***Si vous avez été victime d'une crise de ce type, vous devez être vigilant : si vous rencontrez à nouveau l'allergène en cause, vous pouvez à ce moment présenter des troubles allergiques rapides et graves pouvant aller jusqu'au choc anaphylactique.***

L'ŒDÈME DE QUINCKE

Avec la vulgarisation des antibiotiques, cette réaction allergique est de plus en plus connue du public. Allergie de type 1, c'est un **gonflement généralisé**, qui atteint à coup sûr la **tête** et tous les organes qu'elle abrite : **paupières**, **lèvres**,

langue, **luette**, **larynx** (d'où enrouement, voire aphonie), **nez**, **yeux** (rhinoconjonctivite), **trachée** et **bronches** (d'où gêne respiratoire ou même crise d'asthme). Sont également tuméfiés les **articulations**, les **glandes salivaires**, les **organes génitaux** et **urinaires**, et même le **cerveau** qui manifeste son atteinte par des migraines, des vertiges, des troubles visuels. On constate parfois des crises **convulsives**, des **paralysies** et une **accélération du rythme cardiaque** (tachycardie).

On peut bien imaginer que tous ces problèmes en forme d'inventaire de Prévert ne rendent pas la situation du patient bien confortable. Cette forme d'allergie est immédiatement **reconnaissable** et doit **alerter** les proches et les pousser à appeler immédiatement le **médecin**. On ne doit pas traiter ces crises à la légère.

AVERTISSEMENT

L'œdème de Quincke peut ne pas récidiver. Mais il peut aussi, à l'opposé, réapparaître périodiquement et se compliquer d'un œdème de la glotte. Le risque devient alors majeur, c'est celui d'une asphyxie mortelle.

Il est donc indispensable après la première alerte de mettre en place un traitement de terrain après identification de la substance incriminée.

LE CHOC ANAPHYLACTIQUE

L'allergie de **type 1**, ou **allergie immédiate**, peut se manifester par une **simple éruption**, **eczéma**, **urticaire** ou autre **démangeaison**. Elle peut aussi devenir, en quelques minutes, absolument **dramatique**. On parle alors d'**hypersensibilité immédiate**.

Les troubles surviennent en **quelques heures** seulement après le contact avec l'allergène. On peut même parfois compter en **secondes**. Tout commence par des **démangeaisons**, des **picotements**, des **foumillements** aux extrémités, puis sur tout le corps. Pas question pour l'entourage de se dire alors : « *Bon, ce n'est qu'une allergie banale* ». Les démangeaisons sont effectivement courantes. Les fourmillements déjà **moins**, et l'extension à **tout le corps** marque la ligne de démarquation : on est désormais en état d'**alerte**.

Survient une sensation de **malaise général**, avec **vomissements**, **diarrhée**, **oppression** au niveau de la cage thoracique ou du larynx. La **tension** artérielle baisse tout à coup et le patient **se trouve mal**. Il faut espérer que le médecin ou l'ambulance sont, à ce moment, déjà **demandés** par l'entourage.

Alors, quel toxique extraordinaire peut bien provoquer une réaction d'une telle ampleur ? En fait, des produits tout à fait **courants**, une **piqûre** d'insecte, l'absorption de certains **aliments** comme œuf, poisson, crustacés, la prise d'un **médicament** (pénicilline, anesthésique, produit iodé). Quand on interroge la victime de cet accident, on apprend qu'il a déjà souffert d'**urticaire** et le test du **dermographisme** (excitation de la peau par une pointe émoussée) provoque des **bouffissures**.

CONSEIL

Si vous êtes sujet à l'urticaire et si le dermographisme est positif chez vous, évitez préventivement, les crustacés (qui cumulent antigènes et colorants) et le lait.

Un cas courant de choc anaphylactique est la **piqûre d'abeille**. Il n'est pas dû à la toxicité du venin, injecté en quantité infime, mais à sa **rencontre** avec un sujet allergique. Le fait que ces cas se multiplient, relayés par la presse, est directement lié à notre **environnement** de plus en plus allergisant. Ce type d'allergie implique généralement l'**hérédité**, ce qui signifie une **abondance des IgE** à la naissance. La crise brutale traduit le conflit des IgE avec l'**allergène** correspondant.

Les spécialistes ne sont pas à l'abri de tels accidents chez leurs patients lors de **tests cutanés** de diagnostic ou de désensibilisation. Il s'agit alors d'une **erreur de manipulation** : l'allergène injecté sous la peau est passé dans un **capillaire** et s'est répandu brutalement dans la **circulation** sanguine.

AVERTISSEMENT

Le choc anaphylactique peut se borner à une urticaire générale, à une grande fatigue avec vertige et à une gêne respiratoire. Mais il ne faut jamais tarder à instaurer le traitement d'urgence. Une aggravation soudaine, pouvant conduire à la mort, est toujours à redouter.

CONSEIL

N'omettez pas d'indiquer à votre homéopathe les prescriptions multiples que vous avez suivies auparavant en allopathie. Par exemple, si vous avez consulté pour une décalcification un gynécologue, un rhumatologue et un cardiologue, cette approche sous trois angles différents a sans doute causé des posologies multiples qui augmentent les risques d'allergie.

L'HOMÉOPATHIE DANS L'URGENCE

Le premier geste allopathique en cas d'**allergie immédiate** est une injection d'**adrénaline** et d'**antihistaminique**. Si le choc anaphylactique est à redouter, il ne faut pas hésiter à procéder à une **hospitalisation** rapide. Mais, n'en déplaise aux esprits chagrins, l'**homéopathie** a également son rôle à jouer dans ce domaine. Dans tous les cas on utilisera NUX VOMICA 6 K si la sensibilisation est évidente, NUX VOMICA 200 K dans les effets très **retardés** de **médicaments**, puisque ce remède s'oppose aux **polysensibilisations** si fréquentes.

Le médecin homéopathe donnera en **isothérapie 9 CH** le **médicament** allergisant, anesthésique par exemple, pour une meilleure tolérance. Le traitement sera assisté par NUX VOMICA si on procède à une i**sothérapie sanguine** en 9 CH pour les cas très embrouillés (voir le chapitre « Désensibilisation »).

- En cas de piqûre d'insecte chez un allergique, APIS MELLIFICA 15 CH, une dose, ou VESPA CRABO 15 CH. Adjoindre BELLADONNA tous les quarts d'heure pour limiter l'enflure du membre.

CONSEIL

N'aspirez jamais directement le venin, mais utilisez une seringue spéciale. Evitez le garrot en amont, mais placez un bandage compressif avec application locale de CALENDULA T.M.

- Dans le cas de piqûres de puces, moustiques, taons, CALENDULA en teinture mère (T.M.) Si le froid soulage, LEDUM PALLUSTRE, associé à BELLADONNA, et CULEX 5 CH (moustiques) ou PULEX 5 CH (puces).

- En cas d'œdème de Quincke, tout en surveillant le patient, APIS MELLIFICA 5 CH et HISTAMINUM 5 CH en doses.

- Pour une lymphangite (inflammation des ganglions), PYROGENIUM 5 CH, plusieurs fois par jour.

Avant d'aborder le sujet en détail plus loin, il convient de rappeler ici que la **désensibilisation** est un **geste homéopathique**, qui emploie des doses **infinitésimales**.

Dans le domaine de l'allergie, si la peur est maîtrisée, si les gestes thérapeutiques sont précis, il n'est pas téméraire d'affirmer que **le drame peut être évité**.

CHAPITRE IV

L'ALLERGIE :
LA DÉTECTER,
LA SOIGNER

Une des caractéristiques de l'homéopathie est de tenir compte de l'**ensemble de la personnalité et du vécu** du patient. C'est particulièrement le cas dans le domaine de l'allergie, pour laquelle le praticien est amené à s'impliquer dans une véritable **enquête** policière, traquant les malfaiteurs que sont les **allergènes**, souvent associés pour mieux perpétrer leurs crimes.

Deux grands moyens sont à la disposition du praticien : l'**interrogatoire** et les **tests**.

INTERROGATOIRE ET DIATHÈSES

Dans certains cas, votre **première consultation** ne sera peut-être pas motivée par l'allergie, mais simplement par certains **troubles** qui vous empoisonnent la vie. C'est tout l'art du médecin de raccorder ces symptômes à un phénomène de nature allergique. Contrairement à ce que l'on dit souvent, la **qualité de la consultation homéopathique** ne se mesure pas forcément à sa **durée**, mais bien, avant tout, à l'**expérience** et au **professionnalisme** du praticien.

Sensibilité, sens de l'**observation** lui sont nécessaires. Certains homéopathes pensent que l'**informatique** peut apporter un plus en permettant la mise en **mémoire** des signes thérapeutiques. Mais nous dirons que l'acte homéopathique se situe principalement dans la **valorisation optimale** d'un **nombre minimal de symptômes**, ce qui repose sur le **savoir-faire** du praticien. Certains homéopathes tirent parti des **détails** les plus singuliers, les plus insolites, allant jusqu'à reléguer la maladie elle-même au second rang.

L'essentiel est de ne jamais omettre de rechercher toute intervention de polluant ou d'allergène dans l'horizon du patient.

■ *L'interrogatoire*

L'**interrogatoire homéopathique** est **rigoureux** et **fouillé**, s'aventurant parfois sur des pistes inattendues. Votre homéopathe va vous **laisser parler**, déchiffrant et débusquant les informations derrière le verbe. Car il sait que si certains patients sont d'excellents **observateurs** des symptômes, d'autres enfouissent les signes sous le poids de leur anxiété et de leur subjectivité.

La lecture de ce volume vous permettra de connaître les **principaux troubles** qui doivent vous **orienter** immédiatement, ainsi que votre médecin, vers l'**allergie** : rhinite, conjonctivite, asthme, eczéma, intolérances diverses. Au **praticien** de déterminer le vrai du faux, l'allergie de l'intolérance, les allergies croisées et les causes psychologiques éventuelles.

• Le vécu

Le médecin vous pose tout d'abord des questions sur votre **âge**, votre **profession** et vos **conditions de vie**. Il vous faudra lui dire comment vous allez au travail, vos horaires, l'environnement de votre activité. Vous devrez aussi réfléchir à votre hygiène de vie personnelle : habitudes alimentaires, sommeil, sport, habitat (matériaux, présence d'un animal, etc.), lieu de vacances, types de loisirs (bricolage, jardinage, etc.) Comme vous le voyez, les questions partent dans tous les sens afin de débusquer tous les ennemis possibles.

CONSEIL

Vous commencez à mieux comprendre ce qu'est l'allergie. Vous saurez donc aider votre homéopathe en notant à l'avance tous les renseignements qui vous concernent, même s'ils vous paraissent insignifiants.

L'interrogatoire portera également sur votre **enfance**. Cette remontée dans le temps, qui peut sembler exagérée, est en fait indispensable. L'**histoire d'un individu** est marquée dès la toute première enfance par des **refus alimentaires** (notamment pour PULSATILLA et SULFUR), premiers indices de l'allergie, dont la porte d'entrée, chez l'enfant, est souvent l'œil. De là sont nés des **interdits** qui vont se trouver confirmés ou infirmés à l'âge adulte.

• Le patrimoine

L'homéopathe a toujours à l'esprit la possibilité d'un **facteur héréditaire**, souvent présent dans l'allergie (voir page 59), tout en sachant que les facteurs allergiques peuvent « sauter une génération » passant des parents aux petits-enfants. Non seulement vous serez interrogé sur vos **ascendants**, mais le praticien sera peut-être amené à poursuivre ses recherches auprès du reste de la **famille**, traquant l'eczéma et l'obstruction nasale chronique. Ensuite, l'allergie étant mise en cause, le praticien poursuit son interrogatoire en vous faisant préciser les **conditions d'apparition des symptômes**. Le rôle des saisons, l'influence du chauffage, l'importance du lieu et des régions (mer, montagne...), du climat, de la pollution, tout a son importance.

Quand il s'agit d'un **enfant**, l'interrogatoire s'adresse **aux parents** (leur attitude est parfois également riche d'enseignements quant au contenu psychique de l'allergie). Ce qui ne veut pas dire que le bambin sera réduit au silence : il a une connaissance **intime** de son rapport à la maladie que sa famille n'observe malgré tout que du dehors.

■ *Les diathèses*

Nous avons vu que l'homéopathie permet de déterminer des **profils généraux** qui constituent une première approche du patient y compris au plan psychique (voir pages 11, 47 à 49). Mais entre en force, dans le domaine de l'allergie, la notion de **diathèse** (ensemble de manifestations cliniques apparemment disséminées), abandonnée des allopathes, qui permet d'affiner l'enquête du **médecin homéopathe**.

Il existe plusieurs diathèses bien connues des praticiens.

• **La psore**

Dans la psore la **surcharge métabolique** est, à elle seule, facteur d'allergie. Les **troubles intestinaux** complètent le tableau. Sont alors souvent incriminés le lait, les fromages à moisissures, les mélanges alimentaires, les sucres rapides.

On retrouve sur le **plan physique** une obstruction nasale chronique due aux acariens, une **hypersensibilité immédiate** (risque d'œdème de Quincke), un eczéma.

Sur le **plan psychologique**, il s'agit d'un anxieux boulimique, impatient, se laissant aller, négligent, cyclothymique, ignorant la pollution extérieure et ses propres erreurs alimentaires. On reconnaît là notamment NUX VOMICA, LYCOPODIUM, CHAMOMILLA, SULFUR, ANTIMONIUM CRUDUM.

• **Le tuberculinisme**

Si vous êtes déjà habitué à l'homéopathie, vous avez sans doute entendu parler de ce type de terrain. Pour un allopathe, le tuberculinique est un **hypersensible** à **médiation cellulaire** sujet aux allergies retardées.

Sur le **plan physique**, il est sujet aux troubles **pulmonaires** ou **sinusaux**, à l'**asthme**, aux infiltrations **microbiennes** et aux problèmes viscéraux profonds. Les allergies aux **pollens** et aux **acariens**, ou **alimentaires**, le frappent violemment.

Psychologiquement, le tuberculinique est **fatigable**, sensible, inquiet, voire **anxieux existentiel**. L'adrénaline le pousse à la régression. Son asthme se nourrit de son anxiété.

On retrouve ici TUBERCULINUM, bien sûr, et aussi PHOSPHORUS, NATRUM MURIATICUM, SILICEA, PULSATILLA, ARSENICUM ALBUM, IGNATIA, MOSCHUS, CAUSTICUM.

• La sycose

La sycose présente une sensibilité particulière aux invasions microbiennes et mycosiques. Sur le **plan physique**, cette diathèse est à la fois **constructive**, **anarchique** et **tumorale**. Les points faibles sont les sinus et les organes génitaux. Catarrhe chronique et asthme humide en sont les signaux.

Au **plan psychique**, le sycosique est **égocentrique**, **inquiet** avec une tendance à la névrose obsessionnelle et à la culpabilisation, **fermé** à son environnement. Cette angoisse se porte sur le **larynx**, la **cage thoracique**, car le « respir » se bloque à l'entrée du nez.

On trouve chez les sycosiques THUYA, NATRUM SULFURICUM.

• La luèse

Voilà un tableau où voisinent, sur le **plan physique**, l'**inflammation chronique**, la pollution **microbienne** et la tendance à l'**ulcération**. La suppuration est fréquente, ainsi que les céphalées d'obstruction. Tous les homéopathes connaissent la **versatilité typique** des luétiques, sur le **plan psychique**. Ceux-ci poursuivent un chemin destructeur, à base de haine, de perversion et de paranoïa de domination. Pulsions et usage d'alcool sont au rendez-vous.

ARGENTUM NITRICUM, KALIUM BICHROMICUM, MERCURIUS, NITRICUM ACIDUM, FLUORICUM ACIDUM sont à ranger dans cette catégorie.

LES DIFFÉRENTS EXAMENS

L'interrogatoire oriente la seconde partie de la consultation : l'**examen clinique**. Examen des **orifices** ORL, inspection de la **peau**, du **squelette**, notamment au niveau du thorax, **palpation** de l'abdomen et des aires ganglionnaires, **auscultation** des poumons, du cœur, prise de la **tension** artérielle font partie de ce rituel indispensable. Au passage, le médecin prend note de petits **signes** comme une peau sèche, un tic de grattage, une projection des incisives en avant.

D'autres examens sont généralement nécessaires pour asseoir le diagnostic. L'homéopathe est sobre quant à leur prescription et en élimine radicalement certains. Voici un aperçu de ceux que votre médecin peut demander.

■ *Examens complémentaires*

La **radio des poumons** renseigne à la fois sur l'état des organes de la respiration mais aussi sur la position du squelette et du diaphragme.

Certaines **épreuves fonctionnelles respiratoires** permettent un état des lieux de la fonction respiratoire.

Enfin, le dosage des **éosinophiles**. Le taux de ces polynucléaires dans le sang (par exemple 5 à 30 % au lieu de 1 à 3 % chez le sujet normal) **peut** indiquer une allergie mais aussi une infection ou une parasitose. Il n'est donc qu'un élément de recherche parmi d'autres.

■ *Les tests qu'emploie l'homéopathe*

Le plus connu est le **dosage des IgE totales**. Un taux supérieur à la normale indique dans au moins 80 % des cas une allergie. Relativement **incertain**, il est cependant utile chez l'**enfant**. Chez le **nouveau-né**, il permet de déterminer le terrain ainsi que chez l'**enfant** de moins de quatre ans asthmatique. Entre quatre et sept ans, il supplée les tests cutanés impraticables.

On peut citer encore le **RAST** (Radio Allergo Sorbent Test) qui permet de tester les IgE **spécifiques** d'un allergène donné. Il ne présente **aucune contre-indication** et n'est **pas modifié** par les médicaments absorbés. Malheureusement, il ne peut être utilisé pour **tous** les allergènes. Il est cependant **efficace** pour les acariens, les pollens, les poils d'animaux, l'œuf, le lait, le poisson, ce qui représente déjà un bel éventail d'agresseurs possibles.

■ *Ceux qu'il n'emploie pas*

Les **tests cutanés** sont utilisés en allopathie pour la recherche de l'**hypersensibilité immédiate**. Par contre, **l'homéopathie ne les utilise pas** car leurs résultats sont **peu fiables**. Sachez seulement qu'on interprète la **réaction cutanée** après avoir déposé une quantité infime de la substance soupçonnée sous la peau : gonflement, rougeur, démangeaison. Le phénomène de **seuil** empêche toute **certitude** dans le cas d'un test négatif. Et la lecture des résultats, selon un **barême**, présente des difficultés d'interprétation.

Les tests cutanés servent également à la recherche de l'**hypersensibilité retardée**. On utilise alors plutôt un patch, en appliquant l'allergène supposé **directement sur la peau**, dans des conditions très proches de la réalité. On le retire au bout de 48 heures ou plus. On observe alors, en cas de test positif, une **rougeur** dont on mesure l'intensité et le relief. Là encore, existe la possiblité de **réactions** faussement positives.

Tout ceci explique que l'**homéopathie**, avec son approche hautement **personnalisée** du patient, permet de suppléer à ces tests controversés.

Nous laisserons par contre complètement de côté les tests de **provocation** qui, sous couvert de recherche par le contact **direct** avec l'allergène, entraînent de sérieux risques d'**accidents** graves.

PRÉVENTION ET REMÈDES

■ *Prévenir, c'est guérir*

S'il est un domaine où le dicton s'applique, c'est bien celui de l'allergie. La **prévention** joue un rôle prépondérant. Elle ne peut s'appuyer que sur une bonne connaissance de **soi-même** et des **risques** encourus.

Il convient de connaître les agresseurs du dehors, mais aussi de **déterminer son « moi »** dans la lutte contre l'allergie. Car, sous cette maladie à base de symptômes divers et parfois apparemment superficiels, sommeille le risque grave d'une **baisse des défenses** et de l'installation d'un **stress profond** et durable. D'une situation passive au manque de réaction, on peut même parvenir au gravissime état d'**anergie**, absence de toute défense organisée, dans laquelle tous les agresseurs potentiels ne rencontrent plus d'**obstacle**. Car le mal de vivre peut s'appeler allergie. On parle alors de dépression, de perte d'immunité. Il faudrait dire **« absence de réponse à toute agression »**. On doit donc traiter les conflits internes le plus **tôt possible** car, quand le **psychisme** lâche le gouvernail, les **dérives** du bateau-organisme sont **dangereuses** et **imprévisibles**.

Les plus graves conséquences de ces états morbides sont les états de **dégénérescence** et les **lésions cancéreuses**.

La prévention consiste donc avant tout à **s'abstenir** de prendre des risques allergiques. Pour cela il faut savoir à quoi on s'expose. Ce livre peut vous y aider.

CONSEIL

- **Pour les femmes, la cortisone est très dangereuse (prise de poids, œdème).**
- **Consulter plusieurs spécialistes empêche une approche centrée des troubles et multiplie les risques thérapeutiques.**
- **Il est prudent d'apprendre à gérer son hygiène alimentaire (lire Shelton) et de limiter au maximum les prises médicamenteuses.**

■ *Les remèdes*

Il existe des remèdes de **crises** parfois indispensables et des traitements de fond. Ces derniers constituent l'arsenal thérapeutique de l'**homéopathe** qui détermine dans un premier temps le terrain et le profil du patient et applique ensuite les remèdes qui correspondent.

Il existe cependant de grands « classiques » qui prendront toute leur efficacité si l'on sait oublier les traitements allopathiques précédents.

À titre d'exemple, dans l'asthme :

- Quand existe une notion de **brûlure**, témoin d'une tendance congestive, avec sueurs, chaleur, rougeur, démangeaisons, SULFUR 9 CH.

- Pour l'**asthme** avec allergie au fromage fermenté, aux moisissures et aux acariens,
  ARSENICUM ALBUM 5 CH
  que l'on associe classiquement à
  POUMON HISTAMINE 9 CH.

- Le remède **central** de l'allergie,
  NATRUM MURIATICUM.

La **désensibilisation** peut être considérée comme le traitement indispensable de l'allergie car elle nettoie le terrain et rétablit les réponses normales aux agressions extérieures.

CHAPITRE V

LA DÉSENSIBILISATION

Quand la véritable **enquête** au long cours qu'est l'interrogatoire du médecin a porté ses fruits et que l'**agresseur** (allergène) a été enfin **identifié**, se met en place le **traitement**. Il comporte deux facettes principales : les **remèdes spécifiques** qui, en homéopathie, tiennent compte de la **personnalité** globale et du vécu de l'allergique et la **désensibilisation**.

La **méthode homéopathique** est dite **isothérapique**. Nous avons rappelé la loi de **similitude**, fondement de l'homéopathie, dans notre avant-propos. C'est la grande inspiratrice de l'**isothérapie** (de *isos*, semblable, et thérapie). Méthode totalement **hippocratique**, utilisée contre toutes sortes de toxiques à l'époque du père de la médecine, et par Collet pendant la Commune de Paris pour soigner la variole. Une dose de vaccin dilué a ainsi permis de protéger toute une population. Mais l'allopathie a récupéré ici le principe des doses minimales.

HOMÉOPATHIE ET ALLOPATHIE

Le traitement de l'allergie par **désensibilisation** est sans doute le domaine où allopathie et homéopathie se rapprochent le plus. Pour les deux médecines, il s'agit de procéder à une **atténuation spécifique**, à une **mithridatisation** (de **Mithridate**, roi du Pont en Asie mineure, qui, par crainte d'être empoisonné, avait habitué son corps aux poisons par petites doses au point que, voulant mourir, il ne put s'empoisonner et dut demander à un soldat de le tuer par les armes).

Désensibiliser un allergique, c'est donc habituer son organisme à des **doses infimes** de toxique, puis à provoquer une **immunité** en **augmentant** progressivement les doses. Si les deux médecines semblent tangentes dans cette thérapeutique, on observe cependant **quelques nuances**. Découvrez-les dans le **tableau page suivante**, après avoir noté la différence de conception du **processus** même de la désensibilisation.

- L'allopathie **part de la plus basse concentration** pour parvenir à la plus agressive (voie sous-cutanée).
- L'homéopathie part de **la plus forte concentration** et le traitement prévoit une **atténuation progressive** (voie buccale)

ALLOPATHIE	HOMÉOPATHIE
• La dose est **injectée** pour atteindre la dose maximale, par exemple, à la veille du rhume des foins. • Il est impératif que l'allergène soit bien **identifié** et il doit être **unique**. • Des **crises d'allergie** surviennent souvent pendant les tests. • Il faut tenir compte des « bruits de fond » causés par les **conservateurs** de souche. • Le traitement est **long**, mal accepté par les enfants. • L'**éviction** des animaux domestiques et des poussières de maison est indipensable. • L'individualisation se fait autour de l'**agent agresseur**, sans tenir compte des aléas de l'environnement. • Les interventions sont toujours accompagnées d'**antihistaminiques**, voire de **corticoïdes** qui diminuent la valeur de la désensibilisation. • La maladie n'est **jamais éteinte**. • Les réponses cutanées locales aux tests **ne disparaissent pas**. Seuls sont concernés les seuils et les concentrations.	• La dose est toujours administrée par **voie buccale**. • L'allergène étudié peut être **unique** mais il peut aussi être **mixte**. • L'accoutumance et l'immunité sont obtenues par l'**atténuation** progressive. • L'allergène n'est pas pur. Il est prélevé dans son **environnement** et non fourni par un institut (poussière prise au domicile par exemple). Il ne contient pas d'additifs. • Le traitement est **facile**, non traumatisant. • L'**environnement humain** est pris en considération (spécificité du milieu). On note les températures ou climats qui agressent le patient, chaleur, humidité, vents, soleil, changements de temps, etc. • La prévention passe par l'**allergène**, la **réactivité** du sujet, l'**atténuation** réelle du polluant. • Le **sujet**, son **milieu**, ses **modes de vie** sont aussi importants que les réactions locales. • Les phénomènes d'**intolérance** sont **rarissimes**. • Il est toujours très facile de **faire accepter** les granules par les **enfants**.

L'ISOTHÉRAPIE ET SES APPLICATIONS

L'**isothérapie** est donc un procédé thérapeutique qui utilise à **doses atténuées** (dans les granules) la source même d'un **état pathologique**. La **souche** du remède provient du **patient lui-même** et est destinée à **lui seul**.

Paracelse avait en son temps signalé qu'une cause morbide pouvait devenir **curative** par l'**atténuation infinitésimale** de son action. Autrement dit, un poison peut devenir un contre-poison.

L'**isothérapie** met en place une **désensibilisation** à tous les polluants de l'**écosystème**, une mise en route de l'**adaptation** du sujet allergique à son **environnement**. Dans notre monde pollué actuel, l'isothérapie éclaire l'**ensemble des symptômes** d'un individu qui n'arrive plus à mobiliser ses propres défenses immunitaires. Cette méthode, **élément majeur** de l'**immunothérapie**, utilisée à partir d'un seul antigène en **allopathie**, devient un facteur de **« réarmement »** du sujet, face aux agressions extérieures, en **homéopathie**.

• **Désensibilisation**

L'**isothérapie** associe l'antigène à l'**hôte** sensibilisé. On passe **progressivement** de la concentration 9 CH à 30 CH, concentration **inverse** de l'hyposensibilisation classique. Elle est **essentielle** dans les allergies de **contact**, les allergènes les plus souvent mis en cause étant :

les **médicaments**, pénicilline, procaïne, etc. (voir p. 68),
les **cosmétiques**, savons, déodorants et teintures,
les allergènes **alimentaires** comme la farine,
les matières **professionnelles**, ciments, colorants, colles,
les produits employés pour les **textiles**, lessives surtout,

tous allergènes prélevés, comme déjà dit, **sur place**, dans l'environnement du sujet. En ce qui concerne les polluants **industriels**, souvent responsables de **laryngites allergiques**, on effectue également le prélèvement *in situ,* puis on donne **une dose par semaine** en 7 CH, 9 CH, 15 CH, 18 CH et 30 CH.

AVERTISSEMENT

Parallèlement, supprimez au maximum les produits allergisants dans votre vie quotidienne : lessives, produits d'entretien, savons colorés, shampooings industriels ainsi que les teintures et les déodorants.

L'allopathe considère que l'entrée en jeu des antigènes, due à des causes **multiples**, est devenue **complexe** et il se sent souvent impuissant. Dans le cas d'allergies croisées, quand s'éteint un voyant avec le traitement, un autre voyant de l'allergie s'allume. Pour l'**homéopathe**, la morbidité passe par le malade **lui-même** et se forge avec le **temps** et par le cumul de l'**hérédité**, du **psychisme** et des **conditions** de vie. L'isothérapie est donc la **ressource thérapeutique** face au **mauvais état** du sujet.

CONSEIL

Mettez-vous en quête de produits hypo-allergisants dans tous les domaines : les produits d'entretien doivent afficher une base lavante au coprah (huile de palmier) et être le plus possible à base de produits naturels comme les huiles essentielles et les colorants végétaux, exempts de parfum synthétique. En cosmétique, il existe maintenant des lignes de produits de soin réellement naturels (Body Shop dans les boutiques de la marque, Yon Ka en pharmacie et dans les instituts) utilisant de plus les propriétés des plantes et des huiles essentielles qui parviennent à franchir la barrière cutanée et sont donc très efficaces.

Peu à peu, au fil du traitement, le malade fait état d'une **amélioration** de l'état général. Il est plus actif, a envie d'agir, de participer à la vie. Le **message infinitésimal** est passé, entraînant ce **mieux-être** avec un résultat encore plus subtil : la **réorganisation** du système de **défense**.

- **Isothérapie sanguine**

Elle est particulièrement efficace sur les affections du **larynx**, de la sphère **ORL** et dans les atteintes dues à la **pollution** grandissante des grandes villes. Elle est l'héritière de l'**auto-hémothérapie**, qui se révélait si efficace à l'époque où les infections étaient soignées sans le secours des antibiotiques.

Faute de saisir l'antigène lui-même, on suit sa **trace** par la **perturbation** qu'il provoque au niveau du **sang**. On procède à la neutralisation des antigènes ou des immuns complexes (voir page 46).

• Isothérapie urinaire

Elle concerne l'élimination des déchets et des métabolites (molécule simple issue de la dégradation des aliments). On l'emploie avec succès dans l'**asthme** et l'**eczéma**. Elle a fait ses preuves dans les **suppurations** chroniques du système **urinaire** (cystites à colibacilles, entérocoques, protéus).

L'isothérapie urinaire peut se rapprocher de l'**urinothérapie** (encore appelée *amaroli*) qui consiste à boire son urine à doses progressives, méthode encore peu tentante pour les Occidentaux que nous sommes. Chacun de vous préférera sans doute quelques granules sous la langue !

• Suzanne, accablée de dermatose infectée de la face, avec plusieurs allergènes identifiés, reçoit un drainage de peau avec
FUMARIA et SAPONARIA 3 X quand la peau est sèche,
SAPONARIA et LAPPA MAJOR quand la peau est humide.
On adjoint ensuite
HEPAR SULFUR, anti-infectieux, et NUX VOMICA, efficace en cas de polysensibilisation.
Une isothérapie urinaire est mise en place en 4 CH, 10 gouttes 2 fois par jour.
La guérison est intervenue en quelques semaines.

L'isothérapie urinaire est précieuse dans les **eczémas** des **grands mangeurs**, qui refusent toute restriction alimentaire. Elle est maintenant indispensable dans les **affections alternées** d'**eczéma** et d'**obstruction nasale**, qui entraînent la réapparition du conflit peau/muqueuses par substitution.

Ses principales indications sont :
l'**eczéma** fissuré des mains,
l'**œdème de Quincke** ou le test de bouffissure immédiate,
l'eczéma compliquant un **zona**, laissant le sujet épuisé,
les formes **virales** avec éruptions (herpès) après échec des médications palliatives.

En conclusion, on peut dire que l'isothérapie intègre la **personne**, son **psychisme**, son **vécu**, son **environnement**. Dans son processus, l'antigène perd un peu de sa **priorité** au profit de l'**amplificateur humain**.

PARTIE 2

LES ALLERGIES, ET LEURS TRAITEMENTS

CHAPITRE VI

LES MIGRAINES ALLERGIQUES

Quand on vous parle d'allergie, vous pensez sans doute immédiatement à une éruption, à un eczéma, voire à une syncope. Mais la **migraine** ne vient pas tout de suite à l'esprit dans ce domaine. Pourtant, la migraine d'**origine allergique** existe, il s'agit en fait d'un type particulier de céphalée (mal de tête).

Cliniquement, on définit la migraine comme une **douleur battante unilatérale**, accompagnée de **troubles digestifs** avant la crise et d'un **facteur héréditaire** marqué.

Si vous souffrez quotidiennement de **maux de tête**, **sans réunir** toutes ces conditions, vous êtes victime d'une « simple » céphalée, dans laquelle il y a de grandes chances pour que se retrouvent, à hauteur de 60%, des **facteurs psychologiques**.

La **céphalée**, en effet, est un mal **sourd**, **postérieur**, toujours alimenté par le stress et l'anxiété. Les vacances l'atténuent. On pourrait presque dire qu'il s'agit d'une **mini-dépression**. La **vie quotidienne** tendue et stressante que connaît une grande partie de la population est à incriminer au premier chef.

Quoi qu'il en soit, pensez à COFFEA 9 CH, associé à BELLADONNA. Ils améliorent la **lucidité** de tous les **céphalgiques** ainsi que la douleur crânienne et cérébrale.

LES CAUSES

Les causes de la **migraine allergique** sont multiples. Mais dans son déclenchement, la coupable est toujours la même : la **sérotonine**, une hormone qui dilate les vaisseaux irrigant la tête. Les **troubles digestifs** caractéristiques doivent vous mettre en alerte si vous êtes migraineux : ils **annoncent** la crise.

• **La composante hormonale**

De nombreuses femmes connaissent les manifestations désagréables du **syndrome prémenstruel** : œdème du corps, modification histaminique et prurit.

Ces troubles sont la preuve qu'il existe bien dans ce cas une composante **hormonale** à la migraine : l'hypersécrétion de **folliculine**.

• Les causes alimentaires

À chacun sa façon d'accepter la nourriture. Les **susceptibilités alimentaires** varient d'un individu à l'autre. Tels aliments seront inoffensifs pour NUX VOMICA et conduiront SEPIA ou PULSATILLA en ambulance vers l'hôpital le plus proche !

Désignons le coupable : la **tyramine**, présente dans certains **aliments**, qui joue, à côté de l'histamine, le rôle de fauteur de **troubles**. Il suffit que votre organisme soit incapable de **dégrader** dans l'intestin la tyramine pour que celle-ci se retrouve dans le **sang**. Tout est prêt pour que se déclenche la migraine.

Bon nombre de **produits laitiers** sont incriminés : les **fromages fermentés** ou **cuits** (le gruyère contient 500 mg de tyramine par kg), la fondue savoyarde, le camembert (20 mg), la **levure de bière** (1800 mg de tyramine), le **chocolat** (à lui la palme !), le **hareng mariné** (3 g de tyramine), le **gibier** faisandé, certains **légumes** (haricots, fèves, choucroute), les **boissons alcoolisées** (Chianti : 25 mg), les vins cuits (5 mg), le Sauternes (0,4 mg).

AVERTISSEMENT

Un déclenchement rapide, interne, de troubles gastro-intestinaux, sans démangeaisons, implique tube digestif et alimentation.
Les aliments riches en tyramine, le lait toujours, les fromages fermentés seront plus à déconseiller que les aliments riches en histamine (tomates, crustacés). Avant tout, abstenez-vous de chocolat au lait (mélange de lait et de cacao). Et évitez également :
- ***le café,***
- ***et après enquête des aliments précis (consultez sans tardez votre médecin homéopathe).***

- Dans l'état d'urgence précédent l'état chronique, CHÉLIDOINE, SANGUINARIA, FERRUM METALLICUM avec NUX VOMICA, chef de file de la thérapeutique de la céphalée digestive.

• Les facteurs neuropsychiques

L'**histamine** participe davantage aux démangeaisons, la **tyramine** allume les maux de tête. La **caféine** est leur grand complice : elle provoque l'excitation du **système sympathique**.

Les deux coupables sont associés pour exacerber la **douleur de tête**, avec la résonance de la susceptibilité **hépatique**.

Si l'on admet la définition de la **migraine** comme « réaction **neurovasculaire**, mécanisme de protection destiné à préserver l'**intégrité du cerveau** contre toute modification de l'environnement extérieur ou intérieur », l'**aliment**, la tolérance **gastrique**, l'insuffisance **hépatique** seront les facteurs de complicité dans ce mal de tête d'origine interne.

Au passage, reconnaissons deux terrains particulièrement sensibles dans ce domaine :

- Vous êtes très attentif aux **suceptibilités alimentaires** et votre système digestif vous contraint aux restrictions, LYCOPODIUM.

- Vous **mélangez** tout et ne vous en portez pas plus mal. Une diarrhée immédiate, un **urticaire** fugace ne vous empêchent pas de vous laisser aller à tous les excès, SULFUR, NUX VOMICA.

• L'importance du foie

Le tableau de l'**insuffisance hépatique** est précis : si c'est votre cas, vous avez tendance à l'**amertume**, vous avez souvent **soif**, votre **langue** est en mauvais état et une **lenteur intellectuelle** avec répugnance à l'**action** vous envahit.

Les **varicosités**, les **varices**, les **hémorroïdes** dont vous souffrez sont des indices à distance qui éclairent votre médecin. Le système **neuro-végétatif** participe toujours, lui, à ces états. Ainsi, la **colère** inhibe la production de la bile et entraîne un état spasmodique et crispé. L'**anxiété**, la dépression peuvent se traduire par un débordement de bile, mais aussi par l'**urticaire** ou la **diarrhée**. La fonction hépatique **inhibée** provoque la **paresse de l'esprit**, la **peur d'entreprendre**, de **manquer d'argent**. *A contrario*, une fonction hépatique **libre** inspire l'**action volontaire** et le **courage**.

CONSEIL

Avant tout, prenez vos repas à heure fixe, la fonction biliaire étant naturellement rythmée. Cette règle s'applique aussi à l'estomac. Le suc gastrique hyperacide doit impérativement se mélanger à un bol alimentaire protéique. À jeun, il remonte vers le haut.

Ne mangez jamais les fruits au repas mais entre les repas. Evitez le plus possible les farineux et les légumineuses. Le sucre est à proscrire, préférez-lui le miel en petites quantités. Supprimez complètement jambons cuits, potages, fromages. Sans oublier la règle d'or en forme de dicton : « Manger comme un roi au petit déjeuner, comme un prince à midi, comme un mendiant le soir... » que nos voisins anglais savent bien mettre en pratique.

LES TRAITEMENTS

Pour toute migraine allergique, vous pouvez adjoindre au traitement, en **gemmothérapie**, 30 gouttes de bourgeons de ROSA CANINA 1° au réveil ; en milieu de matinée et d'après-midi 30 gouttes de NIGELLE et ORIGAN en parties égales dans une tisane de MARJOLAINE ; une demi-heure avant le repas de midi 30 gouttes de BETULA PUBENS (bourgeons, radicelles et écorce interne des racines) en parties égales 1° et 30 gouttes de RIBES et QUERCUS en parties égales 1° à dîner ; au coucher 30 gouttes de bourgeons de TILLA et semences de BETULA VERUCOSA.

• L'insuffisance hépatique

Le **grand remède** en est NUX VOMICA, antidote des repas d'affaires, il faut **systématiquement** y penser avec, en 9 CH :

- Si vous avez la **langue blanche** et faites des excès, à n'importe quelle saison, et consommez de mauvais vins, ANTIMONIUM CRUDUM.

- En cas de **soif** ardente, avec renvois, vomissements, BRYONA.

- Des **vomissements** fréquents avec une douleur au-dessus de l'œil droit et une **alternance** de constipation et de diarrhée, SANGUINARIA.

- Si la **langue** est jaune, plâtreuse, gardant l'empreinte des dents, avec une mauvaise **odeur** générale du corps, CHÉLIDOINE.

CONSEIL

Voici quelques règles diététiques si vous êtes hépatique.
Petit déjeuner : quatre à cinq heures avant le repas de midi. Plutôt du thé, sucré au miel ou au sucre complet que du lait. Accompagnez-le de pain complet ou de biscuit léger. Limitez le beurre, le miel, évitez la confiture. Le yoghourt est très conseillé à condition de ne pas le manger avec des farineux, pain ou biscuits.
À midi, essayez de manger à heure fixe, jamais après 13 heures (midi au soleil). Prenez un repas normal, équilibré, commençant par une crudité. Jamais de sandwich avalé à la hâte.

Aromathérapie : huiles essentielles de CITRON, MENTHE, ROMARIN et THYM, mélange en parties égales, 2 gouttes du mélange 3 fois par jour avant les repas sur un sucre brun ou dans un peu de miel.
Gemmothérapie : CHARDON, IRIS, CHÉLIDOINE, COLOQUINTE, MAGNÉSIE PHOSPHORÉE, ORME À TROIS FEUILLES, YUCCA, en parties égales avec bourgeons de GENÉVRIER, ROMARIN, RADICELLE DE SEIGLE en parties égales 1°, 20 gouttes dans un verre d'eau de Vichy.

MANGANÈSE, MAGNÉSIUM, SOUFRE, et CUIVRE, OR, ARGENT.

AVERTISSEMENT

L'alimentation monotone, insipide, préparée avec peu de condiments provoque une inhibition de la sécrétion gastrique. La digestion et l'assimilation deviennent difficiles. Employez les herbes aromatiques (elles stimulent de plus les fonctions digestives), soignez la présentation : la digestion de votre repas commence avec les yeux.
Les couleurs des aliments jouent aussi un rôle important : leur variété et leur éclat contribuent à stimuler la digestion.

Traiter la migraine, c'est aussi **rééquilibrer** l'alimentation.

En ce qui concerne la quantité de **graisses** et de **farineux**, il faut **tenir compte** du **sexe**, de l'**âge**, de l'**activité physique**, de la capacité **digestive** et de la **constitution** individuelle, ainsi que des conditions **climatiques** habituelles.

Tout de suite après le repas, vous pouvez vous autoriser une courte **sieste** si vous en ressentez le besoin. De préférence dans un fauteuil (avec une bouillote chaude sur le foie).

Vous veillerez cependant à ce que le repos et le sommeil ne durent **pas plus d'une heure**. Tout de suite après, levez-vous, bougez. Les muscles sont les collaborateurs les plus efficaces du foie en ce qui concerne l'assimilation des **hydrates de carbone** (farineux, sucres, etc.)

AVERTISSEMENT

Le goûter est déconseillé, il rend plus difficile la digestion du déjeuner, habituellement lente chez les hépatiques. Préférez les fruits frais, les seuls aliments ne compromettant pas les processus digestifs et pouvant donc être mangés sans inconvénient entre les repas, (surtout raisin, poires, pommes, pêches, oranges, mandarines, abricots, cerises et prunes) alors qu'ils entravent la digestion quand ils sont mélangés au bol alimentaire.

CONSEIL

Le dîner est suivi du sommeil nocturne qui prive le foie de la collaboration de l'activité musculaire. Il doit donc être pris au moins sept heures après le déjeuner, arrivant dans un système digestif libéré. Evitez les farineux, les légumineuses et le sucre, aliments exclusivement énergétiques, ne correspondant pas aux besoins du repos de la nuit.

Les **œufs cuits durs**, à la **coque** ou **mollets**, les viandes blanches et légères sont parmi les aliments les mieux tolérés. Usez et abusez de tous les légumes **crus**, assaisonnés d'**huile première pression à froid** – l'olive est excellente, mais il vaut mieux varier les huiles végétales (tournesol, carthame, sésame), toujours dans la même qualité – et de citron ou vinaigre.

Les **poivrons**, les **radis** et les **concombres** sont à déconseiller. Sont strictement **interdits** : jambon cuit, potages, fromages.

Le **vin**, de préférence rouge et sec, est permis aux repas à la quantité de 3 dl. Le Bordeaux, riche en tanins, est supérieur aux autres.

Le **sucre** est permis avec le petit déjeuner et au repas de midi, exclusivement de canne et complet (il a gardé ses diastases naturelles qui en facilitent l'assimilation et aussi des minéraux utiles à l'organisme).

• La migraine due au soleil

Le **soleil** n'est pas souvent suspecté dans la migraine, pourtant il constitue un **grand antigène** provoquant des **angio-œdèmes** dans lesquels on a des difficultés à reconnaître les médiateurs.

- Le grand remède **préventif** d'une manière générale est SOL 15 CH (une solution alcoolique exposée aux rayons solaires), 2 doses 2 fois par mois.

Pour toutes les manifestations cutanées de l'allergie solaire.

Vitamines :
A, B10, B1, C.

• La migraine par changement de temps

La **température**, le **temps** sont souvent impliqués dans la migraine, quand vous supportez mal les **changements climatologiques**. Il existe plusieurs remèdes spécifiques :

- Vous ne supportez pas l'**altitude** qui vous angoisse et vous rend le cœur pesant,
  ACONITUM NAPELLUS.

- Si le **vent chaud** vous donne des malaises,
  ARSENICUM IODUM.

- En cas d'intolérance aux grandes **chaleurs**,
  NATRUM CARBONICUM, CARBO VEGETALIS, GELSEMIUM, NATRUM MURIATICUM.

- Si vous êtes mal au moment de la **neige** ou du **redoux**,
  PULSATILLA.

• Si vous ne supportez pas l'**orage**,
PHOSPHORUS, RHODODENDRON.

• L'intolérance au bruit

Le **bruit** constitue une véritable atteinte **neuro-sensorielle**. L'**homéopathie** vous aide à faire le silence en vous-même avec quelques remèdes bien connus :

• BELLADONNA, COFFEA, THERIDION.

Oligo-éléments : prendre au réveil MANGANÈSE, CUIVRE avec 2 granules de THERIDION 5. À midi OR. Le soir, au coucher MICROSOL LITHIUM.

• Intolérance médicamenteuse

Les muqueuses, agressées par les **pénicillines**, donnent des **cornets nasaux** altérés et hypertrophiques, des **intestins** à *Candida albicans* et des **migraines** consécutives. Certains remèdes viennent à votre secours

• CANDIDA ALBICANS 15 CH et PENICILLIUM.

Si la migraine n'est pas une maladie en soi, elle est le signal d'**alarme** majeur des allergies et des intolérances face aux **agressions multiples** venues de l'extérieur. Elle doit être par conséquent prise en considération et **traitée**.

CHAPITRE VII

LES ALLERGIES CUTANÉES

La peau est en **première ligne** face aux agressions. À la maison, au travail, pendant les loisirs, elle est en contact avec une multitude d'**agents** potentiellement **agresseurs**. Et on ne compte plus les victimes de l'eczéma ou de l'urticaire, ou des intolérances au soleil.

Pour certains auteurs comme Salmanoff, la **peau** n'est pas un simple revêtement. Issue du même tissu originel, chez l'embryon, que le **cerveau**, elle est comme un « cerveau périphérique ». Alexis Carel a ainsi pu dire : « *La qualité de l'individu dépend de sa surface puisque le cerveau se forme selon les messages incessants qui lui viennent du monde extérieur.* »

Son **acidité** naturelle, sa qualité **électrostatique** et ses propriétés **pigmentaires** en font la plus importante **barrière circulatoire**. Elle possède la plus forte densité en éléments **nerveux** de tous les tissus du corps humain.

Pour les praticiens **homéopathes**, toujours à l'affût de tous les signes, la peau, antenne d'**information périphérique** de la **douleur**, de la mobilisation au **stress**, offre des possibilités énormes de renseignements cliniques. Mais il est des messages encore **difficiles** à déchiffrer malgré leur intensité.

■ *La peau : rôle et dangers*

La peau joue de **multiples rôles** dans le fonctionnement vital et elle est également exposée à de **multiples dangers**.

• Rôle thermique épurateur

La peau se charge d'éliminer les **toxines microbiennes** ou **endogènes**. Par la lyse cellulaire (dissolution des cellules par la lysine, sorte d'enzyme) elle participe au « nettoyage » de l'organisme.

• Une perméabilité différenciée

La peau, avec ses quelque 1,7 à 2,6 m^2, est la plus grande **glande endocrine** du corps. À sa surface, bouillonne une activité intense à laquelle participent pas moins de cent **substances** diverses, notamment des **ferments** (hydrolases, desmolases, lipases). Par son lien avec le système **réticulo-endothélial** (ensemble de cellules répandues dans tout le corps), elle joue un rôle dans la formation des anticorps.

Sa perméabilité est donc **spécifique** : elle sait s'opposer à la pénétration des intrus. Par ailleurs, la peau **respire**. Quand le **prurit** se manifeste, il indique la **sursaturation** de l'épiderme par les **métabolites** en excès ou anormaux.

- **Organe du toucher**

Par le sens du toucher, la peau assure la **communication** avec le **cerveau**. On constate par expérience que la **disparition** des sensations tactiles entraîne toujours une modification du **psychisme**.

- **Interdépendance des humeurs**

La peau forme, avec le plasma, les sécrétions lacrymales et sudorales et l'humeur aqueuse de l'œil, un grand carrefour des **humeurs**. Sans faire d'anatomie-fiction, imaginez un gigantesque cerveau périphérique, toujours en alerte, signalant sans cesse au **cerveau central** chaque trouble, chaque danger, chaque agression. Un centre serveur ultra-sensible avec ses terminaux perfectionnés… L'**œil**, quant à lui, avec son **limbe** (région périphérique), témoigne de toutes les **pollutions** allergiques et médicamenteuses.

- **Une structure impressionnante**

La peau est d'une structure très complexe. Elle comporte 2 millions de **glandes sudoripares**, qui assurent le même travail d'**élimination** que les deux reins sur une surface presque égale (5 m^2 contre 8 m^2). Pour **lubrifier** cette enveloppe sans cesse exposée aux agressions externes, 250 000 glandes **sébacées** produisent le **lubrifiant** indispensable.

L'**acidité** de la peau, plus forte en **surface** (jusqu'à un pH de 5,2), forme un véritable **bouclier** contre les invasions microbiennes.

CONSEIL

En ce qui concerne l'acidité de la peau, sachez que toutes les savonnettes (comme tous les savons), même de luxe ou naturelles, ont un pH basique qui neutralise cette acidité naturelle. Il est donc important pour la douche ou le bain d'utiliser un savon acide ou un lavant moussant naturel. Vous les trouverez en pharmacie ou dans les magasins de produits naturels.

Si l'on ajoute à tout cela 100 000 km de **capillaires**, ces petits vaisseaux assurant une alimentation **sanguine** constante, directement liée au système neurovégétatif (d'où cette pâleur

– chez les parasympathiques et les émotifs rentrés – et la rougeur – chez les sympathicotoniques extériorisés –, la sueur, les doigts blancs sous l'empire de l'émotion), on est forcé de constater que la peau est un **organe vivant** et **signifiant**.

■ *Peau et hormones*

Non, mesdames, il n'est pas question de dire que les manifestations allergiques cutanées sont un phénomène **féminin**. Mais enfin, tout de même, il faut bien constater que nombreuses sont celles qui sont atteintes d'**angines cataméniales** (liées aux règles), d'**acné**, d'**eczéma**, de **psoriasis** et autres.

La preuve que tout n'est pas du côté des femmes : les adolescents **mâles** sont en butte à l'**acné** dans une large proportion. En fait, c'est au **fonctionnement hormonal** que sont liés beaucoup de problèmes **allergiques cutanés**. Mais, l'acné juvénile des jeunes garçons passe vite, alors que **toute sa vie** la femme va être en butte aux **risques** d'allergies cutanées d'origine **hormonale**. Les homéopathes mettent en cause le **système endocrinien** à travers le fonctionnement des **surrénales** (adrénaline). Ils soupçonnent aussi la thyroïde et l'hypophyse. Et la **périodicité** des crises évoque bien les **cycles hormonaux** de la femme, cycles menstruels et cycles de la vie.

• À la puberté

N'écoutez pas la voisine qui vous affirme que l'**asthme** de votre petite fille va guérir à la **puberté**. Votre homéopathe vous confirmera que les chances s'équilibrent à 50/50 ! Car, à cette période, les **glandes génitales** commencent à fonctionner et les **risques** peuvent encore exister.

• Pendant la vie de femme

Beaucoup de femmes souffrent de troubles allergiques, surtout **cutanés**, au moment des **règles** : acné, pustules, herpès réactivé. Pendant votre **grossesse**, si vous êtes oppressée, si vous suffoquez, cela tient à des causes **mécaniques** : le fœtus tient de plus en plus de place. Mais cette gêne respiratoire, qui s'accompagne souvent d'œdème, peut dériver vers l'**asthme** chez les femmes qui y sont sujettes. Pour éviter la transmission allergique au nouveau-né, on fait intervenir PSORINUM.

• Allergie et pilule

La **pilule** est de plus en plus dans le collimateur des homéopathes. Elle détient maintenant la palme des incidents secondaires. On connaît les **risques** qu'elle entraîne : cardiovasculaires, veineux, digestifs, ainsi que des céphalées.

La fixation des **stéroïdes** (hormones génitales et cortico-surrénales) entraîne la prise de poids et les risques vasculaires. Cela doit être dit, car les usagers sont mal informés.

La **folliculine** est la clé de tout le fonctionnement hormonal féminin. La prise de la pilule la met en présence d'une hormone **étrangère** qui devient vite l'équivalent d'un **antigène**. D'où une réaction au niveau **hépatique**, entraînant l'apparition de **dermatoses**, de **migraines**, de douleurs à la **miction**, de **prurit**.

Bien sûr, on ne reconnaît pas officiellement le **lien** entre pilule et allergie. Pourtant, on sait bien que la **folliculine** a une action sur les **quatre facteurs** de l'allergie : œdème, hypersécrétion, inflammation, excitation des terminaisons nerveuses.

La période des **règles** entraîne chez de nombreuses femmes prenant la pilule l'**aggravation** de leurs troubles. Le ***Candida albicans*** reprend de l'énergie, la muqueuse épaissie et hypersécrétante faisant son lit. Le taux d'**histamine** monte après l'**ovulation** et on constate alors une **congestion** du bas-ventre causant des règles douloureuses et l'inflammation de la vessie. Certaines femmes souffrent à ce moment de **spasmophilie** et de troubles **psychiques**. La **peau** devient plus grasse, souvent pustuleuse : c'est le grand retour de l'**acné juvénile**.

Pire encore, l'**herpès**, affection récidivante s'il en est, forme sur les **parois génitales** des vésicules éphémères pouvant s'étendre en **nappes** avec atteintes des ganglions voisins. L'**état général** se trouve alors très perturbé.

N'hésitez pas à faire appel à votre homéopathe. Il saura tempérer la poussée d'histamine et vous donnera sans doute :

- Pour freiner l'**histamine** et lutter contre le **prurit**,
  GRAPHITES et DULCAMARA avec de hautes dilutions de
  VAXINOTOXINUM 30 CH.

- En cas de poussée d'**herpès** dans la région **péribuccale**,
  chez une femme maigre,
  NATRUM MURIATICUM.

• À la ménopause

Quand la **baisse** du fonctionnement hormonal s'amorce, avant l'arrêt total des règles, commence la période dite **préménopause** avec le risque de **prise de poids**, et les **progestatifs** de synthèse présentent plus de **risques** (dégénérescence, lésions cancéreuses) que d'avantages réels.

Le traitement est là pour éviter l'apparition des troubles.

- Au début du **déficit** hormonal, avec sueurs nocturnes, SULFUR 7 CH, équilibrant des bouffées de chaleur.

- Si vous êtes triste le matin, en forme le soir, supportez mal les cols et vous sentez **mieux** dès qu'arrivent les **règles**, LACHESIS.

- En cas de **migraine** avec agitation mentale et contractures vertébrales,
ACTÆA RACEMOSA.

- En cas de troubles **graves** à base **congestive**,
PULSATILLA, souvent associé à POUMON HISTAMINE.

La **ménopause** marque souvent une **recrudescence** des allergies. On assiste à une **baisse** des fonctions hormonales ovariennes et à une intensification des fonctions hypophysaires. L'**asthme** en profite pour s'intensifier, les **bouffées de chaleur** apparaissent, ainsi que les troubles **respiratoires**. Bonne occasion pour les **antigènes** assoupis de se réveiller. Quoi qu'en disent certains, la survenue de l'**asthme** à cette période n'est pas une coïncidence. Tous ces troubles ont pour origine la **disparition de la périodicité**.

L'ECZÉMA

Voici la manifestation allergique cutanée la plus **fréquente**, dans laquelle la **prudence médicale** s'impose face aux abus des corticoïdes. On doit aussi rechercher une éventuelle composante **psychologique**.

■ *Eczéma sec et eczéma humide*

Tout commence par des **plaques rouges**. Puis se forment des groupes de **petites cloques** emplies de **liquide**, les **vésicules**, qui provoquent une **démangeaison intense**. On parle de **stade érythématovésiculeux**. Au troisième stade, les vésicules **sèchent**, des **croûtes** avec desquamation se forment, c'est l'**eczéma sec**.

Tout se joue à ce moment : si le contact avec l'allergène a **cessé**, la peau reprend un aspect **normal** en quelques jours.

Dans le cas contraire, les vésicules **gonflent**, **crèvent** et enfin laissent échapper un liquide plus épais, **séreux** : on en est arrivé à l'**eczéma suintant**. De nouvelles poussées peuvent survenir, et le **cycle infernal** du **grattage** qui crève les vésicules puis de la **sérosité** qui irrite la peau, laquelle réagit par une nouvelle... crise d'eczéma, commence. La peau est **cartonnée**, avec des **fissures** entre les plaques épaissies, croûteuses et prurigineuses. Si cette situation, dite **stade croûteux avec desquamation**, perdure, le grattage épaissit considérablement l'épiderme qui devient **terne** (lichenification). Dans ce tableau, les vésicules ouvertes peuvent **s'infecter**.

L'eczéma est **multiforme**, il ne connaît pas de règles. Il peut être **localisé** ou **généralisé**, se manifester d'une façon sur le visage, d'une autre sur les mains.

C'est là que brille la supériorité de l'homéopathie : elle prend en considération à la fois le **« profil »** de l'eczémateux, le mode d'évolution de la **maladie**, les composantes **psychiques**. Elle met ainsi toutes les chances de **succès** de son côté en ne s'attachant pas aux symptômes immédiats mais aux causes profondes.

C'est d'autant plus important que l'eczéma a tendance à la **chronicité**. Les méthodes de **désensibilisation homéopathiques** dont nous avons parlé (voir page 95 et suivantes) rétablissent le terrain du patient et, en période de crise, les traitements sont eux aussi personnalisés.

Inversement, on peut imaginer le parcours du combattant de l'eczémateux qui, faisant le tour de différents **spécialistes**, lesquels ignorent la **loi d'unité** chère aux homéopathes, se voit prescrire des traitement symptômatiques **sans résultat**.

- En cas d'eczéma, si vous avez la peau **grasse**, des risques de **surinfection** apparaissent, surtout au staphylocoque, HEPAR SULFUR, PYROGENIUM, STAPHYLOCOCCINUM 5 CH.

- Si l'eczéma est localisé au **cuir chevelu**, à la face et présente un suintement abondant, irritant, fariné, agglutinant les cheveux et produisant des croûtes jaunâtres,
  VIOLA TRICOLOR, 5 CH.

- Sur une peau **sèche**, rude, qui **craquèle** facilement, transpire peu, se produisent des **suintements** visqueux, épais, gluants, à l'aspect de miel, aggravés aux plis de flexion,
  GRAPHITES 5 CH.

- Si vous êtes **maigre**, **déshydraté** avec une peau sèche, avec tendance aux diarrhées, aux coryzas et un **eczéma humide** à la face, aux **zones de transpiration**,
  NATRUM MURIATICUM 5 CH.

Les **homéopathes** sont les seuls à mettre en place un traitement **constitutionnel**. Ils s'attaquent ainsi aux **racines profondes** de la maladie qui s'extériorise vers la peau. Cette stratégie porte sur les **défauts de fonctionnement** de l'ensemble de l'organisme. Le traitement se fait **en haute dilution (30 CH) une fois par mois**.

- En cas de **métabolisme** trop élevé, chez des sujets maigres, intériorisés, avec **conflits** affectifs,
  NATRUM MURIATICUM, SILICEA.

- Si le **métabolisme est surchargé**, altéré, à base de fautes alimentaires, trop de glucides, de matières grasses associées aux acides, chez des sujets extériorisés, épais et peu sociaux,
  SULFUR, GRAPHITES, PSORINUM.

- Le métabolisme est r**alenti**, on est en présence d'une **immunodépression**, avec un vécu à base de corticoïdes, de vaccinations répétées, donnant des tissus **infiltrés**, des idées noires, une grande sensibilité **barométrique** (humidité),
  DULCAMARA, THUYA.

- Il existe une surinfection **microbienne**, avec un **psychisme** agressif, révolté, un **sommeil** agité, peuplé de cauchemars,
  FLUORICUM ACIDUM, NITRICUM ACIDUM, MERCURIUS.

Pour tous les eczémas, en **phytothérapie**, une tasse de cette décoction le matin à jeun et avant les 2 repas : plante de CENTAURÉE, PENSÉE SAUVAGE, FUMETERRE, racine de SALSEPAREILLE, PATIENCE, feuille de NOYER, tige de DOUCE-AMÈRE, écorce d'ORME à raison de 5 g du mélange en parties égales par tasse. Usage externe : racine de GUIMAUVE, GÉRANIUM ROBERT (plante), mélange en parties égales, en décoction pour compresses et lotions.
Aromathérapie : essences de GENIÈVRE, 1 partie, de GÉRANIUM, 2 parties ; 1 goutte du mélange 3 fois par jour sur un peu de sucre complet ou de miel.
Gemmothérapie : Prendre RIBES NIGRUM et BETULA

PUBENS (radicelles et écorce interne de la racine), QUERCUUS (idem et glands) en parties égales 1°, 30 gouttes pour drainer. Pour agir directement sur la peau, 30 gouttes 1/2 heure avant les 2 repas, bourgeons CEDRUS (eczéma sec), ULMUS (eczéma suintant), JUGLANS EGLA (suppurations rajoutées) en parties égales 1°.

Vitamines : F (lécithine de soja), A, total B (levure de bière), C, D et E.
Oligo-éléments : CUIVRE, OR et ARGENT,
avec MANGANÈSE, CUIVRE les jours pairs, par la bouche et en pulvérisations, SOUFRE les jours impairs. Eczémas chroniques et infectés, MANGANÈSE, CUIVRE, OR, ARGENT. Eczémas allergiques peu infectés, SOUFRE les jours pairs, MANGANÈSE les jours impairs ou MAGNÉSIUM.

■ *L'eczéma chez l'enfant*

Les enfants ne sont pas à l'abri des manifestations eczémateuses qui peuvent survenir très tôt.

• L'enfant de 0 à 4 ans

Tout commence par de petites **vésicules suintantes**, des **placards** de croûtes et de pustules à surface jaunâtre. Le prurit est **constant**, la peau se **dessèche** et parallèlement les **sueurs** augmentent. Les lésions évoluent par **poussées** successives. La peau durcit, s'épaissit, des **rougeurs violines** apparaissent. Cet eczéma, appelé **eczéma atopique**, que l'on considère comme la grande **manifestation constitutionnelle**, frappe les enfants en général vers huit ou neuf mois. Il s'agit généralement d'une **allergie de type 1**, parfois d'une **allergie retardée**, dans certains cas, d'**infections cutanée**s ou de conséquences dermiques d'une **circulation veineuse** déficiente. La **pénicilline** que l'on prescrit trop souvent à répétition aggrave les symptômes.

L'eczéma atopique est suffisamment **répandu** pour que l'on puisse avancer le chiffre de 1 à 3 % de la population ! Il est toujours **héréditaire**, et aussi très **spectaculaire** car les lésions érythémato-vésiculaires sont très étendues, suintantes, déformant l'épiderme et le visage. Celles-ci sont généralement **localisées** au niveau des convexités (front, pommettes, menton, fesses), parfois derrière l'oreille. Chez l'enfant atteint, le **taux d'IgE** est extrêmement élevé (3 000) et la désensibilisation **ne**

peut être instaurée : le nombre **d'allergènes** est trop important (souvent 10 à 15) et la **surinfection**, surtout à base de staphylocoque, peut pénétrer par les brèches de la **barrière cutanée**. On comparera, avec Hénocq, cet état à celui d'un **grand brûlé**.

> ***AVERTISSEMENT***
> ***Si votre bébé souffre de ce type d'eczéma, évitez de le couvrir exagérément, de lui donner des bains très chauds ou longs et baissez le chauffage de la maison : tout excès de chaleur augmenterait la sudation et donc aggraverait l'état de sa peau et ses souffrances. Sont aussi à éviter pour votre enfant : les vêtements de laine, le contact avec le sable.***

Il est difficile de faire un **pronostic** exact dans ce type d'ezéma. Dans 90% des cas environ, il **semble guérir** entre 5 à 10 ans. Pour un petit nombre, il **persiste** à l'âge adulte.

Selon le Dr Elsinger, les **inconvénients**, parfois les drames qui suivent les **vaccinations** sont dissimulés face à la législation. Ainsi, le BCG fait la fortune des ORL, car il tyrannise le système **ostéo-articulaire** et fait flamber les **allergies**. La vaccination *« supprime tout un pan de symptômes pour recréer ailleurs un autre tableau d'affichage... »*

On peut évidemment frémir en pensant à la **protection** éventuelle contre les **nouveaux fléaux** que sont les affections HIV et les hépatites B et C. On s'engage par exemple dans une politique de **vaccination systématique** contre l'hépatite B pour les personnels exposés **sans avoir encore déterminé** exactement les effets secondaires.

Votre homéopathe peut procéder chez votre enfant à la **neutralisation rétrograde**,

1er mois, 1 dose du vaccin le plus récent, en 9 CH,
2e mois, 1 dose du vaccin intermédiaire en 9 CH,
3e mois, 1 dose du vaccin le plus ancien en 9 CH.

> ***AVERTISSEMENT***
> ***En cas d'eczéma atopique, la vaccination antivariolique est définitivement contre-indiquée et le ROR dangereux. Pour les vaccinations légères, demandez à votre homéopathe de prescrire à votre enfant avant l'intervention un antidote du vaccin en 200 K.***

L'**eczéma infantile** est une **épreuve** pour l'enfant comme pour les **parents**. Ceux-ci perdent souvent **patience**, d'où l'action énergique du médecin allopathe qui essaie d'agir **vite**, généralement avec des **corticoïdes** pourtant si déconseillés chez l'enfant à cause des risques **respiratoires** (et au niveau de la muqueuse buccale). À l'hôpital, les **essais** thérapeutiques aux corticoïdes se multiplient. Pourtant, l'**isolement hospitalier** pourrait donner toutes les **chances**, à l'abri des agents allergènes habituels, d'aboutir à un bon résultat.

En cas de **guérison**, il faut reconnaître que le taux d'IgE reste très **élevé**, ce qui laisse à penser que le **codage chromosomique** n'est pas effacé. Le **risque allergique** demeure latent, le lait, la sudation peuvent le réveiller.

CONSEIL

Veillez à une humidification constante de l'air. Les bains doivent être courts et d'une température inférieure à 33°. Contre la surinfection utilisez des bains ou des savons antiseptiques (Septivon, Cyteal) et des émollients contre la sécheresse de la peau (Cérat frais, émollient d'Uriage).

Si les bains doivent être courts, l'**eau** en **brumisations** (Mont-Roucous) est toujours **bénéfique**. On peut par contre s'interroger sur le classique **permanganate de potassium** dilué au 1/20 000 qui contient des **colorants** et sur les **dérivés** antiseptiques iodés, mercuriels ou chlorés qui peuvent entraîner des **irritations de contact**.

Si les **corticoïdes** sont réellement nécessaires, ils devront être choisis dans les classes d'activité les plus **faibles** et utilisés à doses **dégressives** pour éviter les formes de rebond.

Pour lutter contre l'eczéma atopique, il existe plusieurs **traitements homéopathiques**. Ils commencent déjà par une **hygiène corporelle** appropriée et des **soins locaux**.

- Comme réducteur doux sur les **zones de sécheresse**, on peut utiliser sur une peau sèche aggravée en hiver, vaseline au PETROLEUM et PSORINUM.

Le **drainage** est indispensable pour soulager la peau dans son rôle d'élimination.

- Chez un enfant à peau **sèche**, pour effectuer le drainage, DOLICHOS, FUMARIA, ZEA ITALICA 3 X et vaseline au PETROLEUM.

- S'il a la peau **humide**, commencer par SULFUR 5 CH, 1 fois par jour, protéger cette peau sans cesse menacée par l'infection avec STAPHYLOCOCCINUM et HEPAR SULFUR, idem, associés à une antiseptie locale, et donner SAPONARIA, LAPPA MAJOR, 3 X.

- Pour le drainage du **foie** qui améliore 40 % des affections, DOLICHOS, JUGLANS, RAPHANUS 5 CH.

- Pour le **visage**, EUPHORBIA, RESINIFERA, VINCA MINOR et, en cas de fragilité à la lumière (attention à la sensibilisation) ou médicamenteuse, DULCAMARA, 5 CH.

- Si votre enfant est sujet aux **écarts alimentaires**, ANTIMONIUM CRUDUM 5 CH.

- S'il est intolérant au lait, exposé aux diarrhées avec une peau à **odeur** désagréable, MAGNESIA CARBONICA 5 CH.

- En cas de peau **sèche** et **atone**, de fissures et d'embonpoint, GRAPHITES 5 CH.

- Si l'eczéma atteint les **plis**, un des remèdes suivants :
  NATRUM MURIATICUM, 5 CH,
  GRAPHITES 5 CH,
  PETROLEUM 5 CH, associés à PSORINUM 30 CH, 9 CH ou 15 CH.

- S'il existe également un **prurit** (démangeaison indépendante de l'atteinte cutanée), pensez à l'un de ces trois remèdes : HISTAMINE, PHENOBARBITAL, SERUM EQUI 5 CH, associés dans tous les cas au **remède symptômatique majeur**, CROTON TIGLIUM.

• L'enfant de 4 à 10 ans

L'**eczéma allergique** chez l'enfant de cet âge a souvent comme origine l'**absence d'allaitement au sein**, et en conséquence le contact précoce avec le **lait** industriel. Ce type d'eczéma **précède** souvent la rhinite ou l'asthme. Les **lésions** se localisent dans les **plis articulaires**, évoluent par poussées et peuvent alors recouvrir tout le corps. En fait, l'eczéma chez l'enfant frappe là où la peau est la plus **fine** ou la plus **humide**. Poussées dentaires, infectieuses, facteurs émotifs et hormonaux jouent aussi un très grand rôle.

Malheureusement, une **polysensibilisation** se dessine déjà. L'immunologie de l'enfant se fait **petit à peti**t, à coups de **fièvres** (gorge rouge, ganglions lymphatiques gonflés). Puis surviennent les **facteurs** annexes habituels, laine, poussières, moisissures, poils d'animaux, etc.

Ne négligez surtout pas de **consulte**r pour votre enfant un **homéopathe expérimenté**, car la synthèse de ces symptômes est difficile à établir.

CONSEIL

Pour vous repérer facilement, sachez que l'ordonnance doit comporter : un anti-allergique défini par rapport à l'allergène ou indéfini (HISTAMINE, APIS MELLIFICA, SERUM EQUI). Egalement les remèdes de symptômes adaptés à l'aspect de la peau (humide, sèche, aggravée), un remède de l'amplificateur psychique ou neurovégétatif, enfin un remède du terrain constitutionnel (voir plus haut).

■ *L'eczéma chez l'adulte*

L'adulte dans la vie moderne est soumis à un véritable **faisceau convergent** d'**allergènes** potentiels : environnement, alimentation, cosmétiques et produits d'entretien ou de bricolage se liguent pour le faire, au mieux, éternuer ou se gratter. Et allez savoir ce qu'il y a dans l'après-rasage que vous utilisez ou dans le parfum de votre femme ! Dans votre lessive habituelle ou dans le cassoulet que votre mari adore…

Chez l'adulte, les frontières entre **eczéma sec et humide** s'estompent. Le second est plutôt l'aggravation du premier. Mais cette distinction permet toujours aux homéopathes d'appréhender le **terrain** sous-jacent et la **globalité** ainsi que les **conditions de vie** du sujet, leur objectif prioritaire.

Dans les formes **érythémateuses**, rougeur vive de l'atteinte cutanée, vous pouvez choisir un des remèdes suivants :

- L'eczéma est aggravé par la **chaleur**,
  APIS MELLIFICA 5 CH.

- Il est aggravé par le **froid**,
  CANTHARIS 5 CH.

- Si votre peau présente des **vésicules** séchant en croûtes jaunâtres avec souvent une **diarrhée** d'accompagnement,
  CROTON TIGLIUM 5 CH.

- Si le visage est atteint par un **érythème**, amélioré par les applications huileuses, aggravé par le soleil,
  EUPHORBIA LATHYRIS 5 CH.

- En cas de **dermatose sèche**, étendue à la peau et aux muqueuses, sur une peau ridée, sèche, crevassée, indurée ; les **ongles** sont cassants et les **cheveux** tombent, les aliments « descendent » difficilement et vous digérez mal les féculents, avec une stase intestinale et une **constipation** opiniâtre,
  ALUMINA 5 CH.

• Les eczémas de contact

Ce type d'allergie survient quand la **couche lipidique** (sébum) protectrice de l'épiderme est attaquée par certaines substances. Détergents, produits pour vaisselle et autres produits pour les lavages à la main, mais aussi ciment, résines, farines, iode, cobalt, nickel et autres **matériaux professionnels** sont alors responsables (voir p. 67). Le processus est simple : le produit (haptène, molécule fine) se mélange aux **protéines** de la peau et forme une molécule plus **grosse** qui devient **antigénique**. Ainsi, la pénicilline se dégrade en acide pénicillique.

La **porte d'entrée** dans l'organisme est alors précisée. La caractéristique de ces dermites est de survenir aux zones de **frottement** ou de **contact**. On peut avoir ainsi l'ongle allergique sans que le doigt soit atteint. Il est possible d'établir un tableau de **correspondance** entre **zone** atteinte et **objet** mis en cause : oreille/boucle, ventre/boucle de ceinture, nez/monture de lunettes, poitrine/armature de soutien-gorge, poignet/bord des manches, pieds/chaussettes, etc.

La **photosensibilisation** est un facteur aggravant quand existe une **polysensibilisation** ou des réactions allergènes **croisées**. L'antigène majeur écarté, la peau s'améliore mais, l'information étant **brouillée**, il n'est pas toujours aisé de le déterminer. Si possible, est mise en place l'**isothérapie**. L'homéopathe associe les **remèdes** de la « personne », clé de la réactivité humaine, après examen de la peau et interrogatoire.

• L'eczéma nummulaire

C'est une forme mystérieuse d'eczéma, caractérisée par des lésions **rondes ou ovales**, surélevées, de la taille d'une pièce de monnaie et situées sur le **dos** des mains et des pieds. Il peut s'agir d'une **infection** locale à streptocoques ou à staphylocoques **éloignée** (en particulier les dents) et la **macération** de la peau, la mauvaise **circulation** sanguine peuvent être responsables de cette irritation. Une **insuffisance** hépatique ou rénale est parfois présente dans ce tableau, ainsi qu'une **constipation** et un mauvais fonctionnement **ovarien**. D'une manière générale, dans ce cas, l'**histamine** est toujours impliquée, créant prurit et réactions latentes et favorisant la généralisation de l'eczéma.

Les homéopathes ne négligent pas dans ce trouble une prédisposition morbide liée à l'**hérédité** ainsi que le rôle de l'**alimentation moderne** de plus en plus polluée.

Il faut combler les **carences** de notre alimentation en **vitamines** A, C, E et ajouter des **multiminéraux** naturels.

CONSEIL

Ne négligez pas l'apport des légumineuses, pois, fèves, lentilles, riches en fer et en minéraux, comme on le fait trop souvent aujourd'hui. Evitez l'abus de graisses animales, présentes surtout dans les viandes et la charcuterie. Préférez les huiles végétales première pression à froid et les poissons des mers froides, riches en acides gras polyinsaturés, protecteurs des cellules contre les radicaux libres et le stress, lequel libère l'histamine et des hormones nocives.

- Pour rétablir l'**équilibre métabolique**, lutter contre les **radicaux libres** et les anti-oxydants du **stress**,
complexe LERODERME.

• Le prurigo de Besnier

Cet eczéma a donné du fil à retordre aux praticiens qui lui ont attribué toutes sortes de noms. Le plus approprié étant l'**eczéma atopique**, dont nous avons déjà parlé. En règle générale, l'hiver l'**aggrave** (muqueuse respiratoire affaiblie) et non la **transpiration**. C'est une affection à **alternance**, au fil des **saisons**.

La liste n'est pas close des ennuis cutanés qui peuvent survenir chez l'adulte, aux prises avec un environnement de plus en plus complexe et polluant.

• Les dermites thérapeutiques

Dans ce cas, la réaction est **directe** et **immédiate**. Cette allergie de type 1 est directement liée à l'**évolution** des médicaments locaux dont on a augmenté le pouvoir de **pénétration** mais aussi les **risques** d'allergie. Hamburger écrit dans son *Encyclopédie médicale* : « *Il n'y a pas une seule pommade, pas un seul corps actif qui ne puisse donner lieu à des intolérances cutanées. Plus on acquiert d'expérience en dermatologie, plus on craint d'irriter et moins on met de corps actif dans les pommades.* » Il fallait que ce fût dit...

Le comble étant que, aux côtés des **sulfamides** et des **antibiotiques** bien allergisants, les **antihistaminiques** eux-mêmes entraînent souvent, en crème, des **allergies** spectaculaires !

Il faut également citer ici l'allergie aux produits **radio-opaques** iodés, qui peut entraîner un **état de choc** proche de la défaillance cardiaque. À noter que l'iode de la mer ou des crustacés ne produit pas ce type de réaction !

Les **anesthésiques** sont aussi souvent en cause. Ce type d'allergie doit **impérativement** être **signalé** au médecin anesthésiste. Une **isothérapie** est indispensable.

• Les dermites professionnelles

Elles sont voisines des dermites de contact et représentent un réel **problème social**. Le patient est alerté par le fait que les **vacances** font disparaître ses ennuis. Dans le cadre professionnel, on peut alors déposer sur une égratignure superficielle une goutte du produit soupçonné (Rick test). On identifie ainsi l'**allergène** en cause : nickel souvent, accessoires, produits divers.

• Les dermites dues aux cosmétiques

Elles peuvent survenir sur des peaux absolument **saines**, non préalablement sensibilisées. Là encore, la grande responsable est l'évolution de la **fabrication** de ces produits qui se fait dans le sens de la **chimie**. Si vous avez « craqué » devant un mascara, un rouge à lèvres ou une crème qui ne vous conviennent pas, vous allez présenter, selon les cas, une **bouffissure** générale, un **œdème** des lèvres, des paupières ou des yeux. Celui de la paupière **inférieure** indique une défaillance du **filtre rénal**.

Dans les **cosmétiques**, l'ennemi n° 1, familièrement appelé **para**, est l'acide para-amino-benzoïque, présent dans les laques, les fards, les vernis, les parfums. À côté de lui, caoutchouc, albuplast, essence de térébenthine jouent aussi leur rôle.

■ *La dysidrose palmoplantaire*

Curieuse affection qui présente, comme l'eczéma, une éruption **vésiculo-bulbeuse**. Mais elle s'en différencie par l'**absence de signes inflammatoires** (la peau n'est pas rougie).

La dysidrose frappe, comme son qualificatif l'indique, la **paume** des mains et la **plante** des pieds, là où se trouvent de nombreuses **glandes sudoripares** dans une couche cornée très **épaisse**. Si, sur ces zones, vous constatez des bulles nombreuses, donnant l'impression de grains de riz visibles à travers l'épiderme, il y a de grandes chances pour que vous en soyez atteint. Parfois, la peau peut **desquamer** en larges surfaces et vous devez à ce moment veillez à la **surinfection** possible.

L'**homéopathe expérimenté** fait dans ce cas une recherche de **mycoses** ainsi que de certaines **substances irritantes** telles que chrome, cobalt (ciment), nickel, huiles, détergents, peintures et colorants. Il vous posera aussi des questions pour suivre la piste de troubles d'élimination de la **sueur** ou d'eczéma **atopique** passé.

Il mettra ensuite en route un traitement approprié qui tiendra compte bien entendu de votre **globalité** :

- Des vésicules **groupées** sont visibles sur les doigts, avec une forte **sensibilité** et une **démangealson**,
  ANAGALLIS ARVENSIS 5 CH.

- Mêmes symptômes, avec aggravation la **nuit**,
  PRIMULA OBEONICA 5 CH.

- Même symptômes, avec aggravation au **froid**,
  CANTHARIS 5 CH.

- Les **lavages** à l'eau froide sont aggravants,
  CLEMATIS ERECTA 5 CH.

- Les deux **remèdes de fond** sont :
  si l'éruption survient à chaque **printemps**,
  NATRUM SULFURICUM 5 CH,

pour un **auto-intoxiqué**, dont l'affection s'aggrave à la **chaleur** du **lit** et par les **lavages**,
SULFUR 5 CH.

CONSEIL
Si vous souffrez de dysidrose, vous vous trouverez bien d'un régime plutôt végétarien (pas ou peu de viande, les protéines venant des combinaisons légumineuses/céréales complètes, du soja, des produits laitiers).

L'URTICAIRE

■ *Des manifestations typiques*

Il s'agit d'une allergie de **type 1**. De **nombreux** allergènes sont en cause, aliments, médicaments, germes, pollens, poussières, venins, etc. La forme de l'atteinte cutanée se différencie de celle de l'eczéma. Apparaissent des **plaques saillantes**, comme celles provoquées par les piqûres d'ortie (d'où son nom), **arrondies**, allant du rose vif au plus beau rouge carmin sur des tissus **gonflés**. Souvenez-vous de votre chute dans les orties du jardin : la **démangeaison** est **intense**. **Fièvre** et **malaises** (maux de tête, nausées,vomissements) peuvent accompagner les symptômes primaires.

Il semble que le **quart** de notre population a, a eu ou aura un jour une urticaire dans sa vie !

La principale caractéristique de l'urticaire est sa **fugacité**. Elle **disparaît** en quelques minutes ou en quelques heures, sans laisser de trace. Contrairement à l'eczéma, elle n'entraîne pas de lésion cutanée.

Alors, pourquoi cette poussée d'urticaire ?

La peau, barrière de l'organisme, est elle-même **protégée** par les glandes sébacées (sébum) et les glandes sudoripares (élimination). Elle n'est cependant **pas imperméable**, et les agents allergènes peuvent la traverser. Dans tous les cas de figure, il s'agit d'un **signal d'alarme** qu'il faudra savoir **écouter** en faisant la relation symptôme/substance. L'urticaire est souvent **allergique**, mais on n'en **trouve pas** toujours les preuves (dégranulation des mastocytes et libération d'histamine) alors qu'elle est le symptôme de la **libération histaminique**.

Il est possible de pratiquer le **dermographisme** ou la méthode d'**exclusion** pour l'allergie alimentaire (voir p. 60 et 78). Mais l'exploration allergique, en cas d'urticaire, est souvent décevante. Les **causes** les plus fréquentes de l'urticaire sont **alimentaires** comme la très célèbre consommation de fraises. En ce qui concerne l'**état général**, des **parasites** intestinaux peuvent être en cause ainsi que la **photosensibilisation** ou le facteur **héréditaire**.

L'urticaire médicamenteuse

De plus en plus souvent, les **médicaments** sont mis en cause dans l'urticaire. La **pénicilline** et tous les **antibiotiques**, les **vaccins**, mais aussi les cures de **désensibilisation** peuvent provoquer une réaction cutanée immédiate chez le patient (voir p. 88 et 93 et suivantes).

En cas d'urticaire, il faut aussi explorer du côté des **plombages** dentaires et **prothèses** diverses, d'une prise d'**iode** médicamenteux à la suite d'une radio, de l'application d'une **pommade** ou d'une **crème**.

> ***AVERTISSEMENT***
> ***Il ne faut jamais oublier que l'œdème de Quincke, qui peut être très grave, n'est jamais qu'une variété géante de l'urticaire. Ne négligez jamais de déterminer la cause médicamenteuse d'une urticaire afin d'éliminer tout risque ultérieur.***

Les traitements

L'homéopathe dispose de plusieurs remèdes en cas d'**éruption cutanée** ; le plus important est APIS MELLIFICA. Ce remède est l'exemple du **génie homéopathique** : il transforme la **toxicologie** en **thérapeutique** par le biais de l'**infinitésimalité**. On le prescrit en 5 CH (douleurs piquantes aggravées à la chaleur).

- Quand les éruptions sont aggravées par les applications **froides** et accompagnées de **douleurs articulaires** chez un rhumatisant, avec brûlure, enflure, aggravation à la chaleur, URTICA URENS 5 CH en cas de douleurs piquantes. Il faut aussi chercher du côté alimentaire (coquillages).

- L'urticaire **récidive**, et **alterne** avec des douleurs articulaires, SERUM EQUI 5 CH (sérum de cheval sensibilisé).

- En cas d'**œdème de Quincke** on pensera à : BOVISTA 5 CH et MEDUSA 5 CH, en particulier chez les femmes sous traitement **hormonal** et sans règles. MEDUSA est le remède des **salons de coiffure** (œdème à la suite d'applications répétées de teinture).

- Chez un **frileux** qui souffre d'urticaire en se déshabillant, avec un **prurit** rebelle, épaississant, RHUS TOXICODENDRON et RADIUM BROMATUM 5 CH.
  En cas de **lupus**, de rhumatisme **psoriasique** ou de **chéloïdes** (bourrelets allongés munis de prolongements), on adjoindra TCHERNOBYL 5 CH.

Ce dernier remède prend une place de plus en plus importante car la **radioactivité**, hélas, gagne du terrain et l'urticaire atteint des plans maintenant plus **profonds**.

Il existe également des remèdes **homéopathique de fond**.

- Pour les **gros mangeurs** pléthoriques, gourmands et très attentifs à l'heure des repas, SULFUR et ANTIMONIUM CRUDUM 5 CH.

- Si vous êtes **intolérant** aux **graisses**, délicat, doux, larmoyant, ne supportant pas vraiment les repas de famille, PULSATILLA 5 CH.

- En cas de transmission **héréditaire**, avec une peau sèche à placards et forte conservation de l'appétit, PSORINUM 30 CH.

Oligo-éléments : SOUFRE, MANGANÈSE, avec CUIVRE (en cas de récidive), COBALT (ménopause), LITHIUM (résonances psychiques) ou MAGNÉSIUM (personnes âgées).
Vitamines : A, B3, B5, B6, B10, C et D, de préférence en compléments alimentaires naturels.

Usage interne : faire une décoction légère de : plante de VERVEINE, ALCHÉMILLE, FUMETERRE, fleurs de GENÊT À BALAIS, BOURRACHE, racines de CHIENDENT, SAPONAIRE, et enfin écorce de CHÊNE, en parties égales, 5 g par tasse. Prendre comme boisson à raison de 4 ou 5 tasses par jour.

Usage externe : pour calmer les démangeaisons, faire macérer pendant 3 à 4 jours les plantes ALCHÉMILLE et CYNORRHODON en parties égales, 50 g du mélange dans un litre de vinaigre de vin blanc. Employer à raison de 100 cc dans un litre d'eau en eau de toilette ou lotion.

L'ALLERGIE SOLAIRE

■ *Peau et rayonnement solaire*

On peut vraiment dire que la mode du **bronzage** à tout prix a fait et fait encore des ravages. Moins futile, la **souffrance** de certains **travailleurs exposés** (agriculteurs, maçons, pêcheurs, jardiniers...) a perduré au cours des siècles.

Car le soleil, **indispensable** à toute vie, est aussi un **agresseur**, par ses rayons **ultraviolets**. Illustration lumineuse de la nécessité d'un **équilibre** en tout. Face à l'astre de nos jours, la peau s'engage à fond dans son rôle de **protection** : elle fabrique la **mélanine**, **pigment** destiné à faire écran et facteur du bronzage.

■ *Comment se manifeste cette allergie*

Si l'exposition au rayonnement solaire est trop **longue**, trop **forte** (en fonction de la latitude), les **dégâts** remplacent le séduisant bronzage (mais ces peaux marron et burinées sont-elles si esthétiques ?). **Lésions** et **brûlures** surviennent, ainsi que l'**allergie**. Cette dernière se manifeste par des éruptions diverses, très polymorphes (ayant des formes multiples et différentes). En gros, on peut distinguer :

• **L'urticaire solaire**

Elle apparaît dès les **premières minutes** de l'exposition et **disparaît** dès que vous vous protégez. Elle réapparaît à l'exposition **suivante**.

• **La lucite polymorphe**

Relativement fréquente, elle entraîne un **érythème** avec **œdème** et soulèvement de l'épiderme rempli de **sérosité**, des **lésions** eczématiformes, des **vésicules**, des **papules** rouges épaissies, etc. Il existe un certain **délai** entre les troubles et l'exposition, de quelques heures à quelques jours. Elle **apparaît** dès le 3e jour et **disparaît** entre le 5e et le 10e.

On n'a pas encore élucidé le **mécanisme** de ces réactions, très **voisin** de celui de l'allergie. Très logiquement, les éruptions se situent sur les parties **découvertes** (visage, mains, dos) mais aussi, parfois, sur les parties du corps qui étaient **protégées** au moment de l'exposition.

CONSEIL

Pour vous exposer au soleil, vous avez le choix entre le matin et le soir, quand les rayons sont obliques : vous allez bronzer plus vite mais aussi augmenter les risques de vieillissement de la peau (taches) ; ou bien le milieu de journée, quand les rayons sont verticaux : ils font moins vieilir la peau mais brûlent davantage, d'où risque de cloques, démangeaison et urticaire.

La vie **moderne** augmente les risques de photosensibilisation. **Antibiotiques**, **cosmétiques**, **médicaments** à base de bêtabloquants sont à redouter. Il importe de demander **conseil** au pharmacien ou au médecin. On connaît bien maintenant les inconvénients de la **bergamote**, qui a longtemps été ajoutée dans maintes préparations, notamment les produits de… bronzage. Et les **antidépresseurs** et les **antiseptiques** urinaires ont un effet de « loupe » sur le rayonnement solaire brûlant.

Chacun peut être victime de réactions dites de **phototoxicité** en présence de substances **photosensibilisantes**. Tout commence par une phase de **tolérance**, suivie d'une phase de **sensibilisation progressive** avant de déboucher sur la **réaction**. On retrouve bien ici le schéma de l'allergie.

AVERTISSEMENT

Les photosensibilisants peuvent être externes. Parmi eux, des végétaux (céleri, persil, figue, géranium, bouton d'or, lichen, etc.), des médicaments (aspirine et dérivés, sulfamides, antimycosiques, etc.), des colorants et des cosmétiques. Ou internes : antibiotiques et antiseptiques mais aussi la pilule qui peut, avec certains produits externes, entraîner des problèmes cutanés (allergie ou taches).

■ En route vers le mélanome

Sans sortir du sujet de l'allergie, il faut cependant évoquer ici le **risque majeur** de l'**exposition prolongée et abusive** au soleil : le **cancer** ou **mélanome**. Les réactions allergiques au soleil sont des **signaux de détresse** qu'émet votre peau, qui vous met en garde et vous demande plus de prudence.

Au fil des vacances et des bains de soleil, la peau varie ses protestations. De l'**urticaire**, on passe à l'**herpès** récidivant, à la **porphyrie**, très proche de l'urticaire, liée à une perturbation des **pigments**, enfin peut apparaître le **lupus érythémateux**.

De ces diverses **dermatoses** apparemment désagréables mais inoffensives, on passe vite aux **dermatoses précancéreuses**, voire **cancéreuses**. Une baisse de vos défenses immunitaires, et les **cellules anormales** ne sont plus rejetées, éliminées. Or, le **rayonnement solaire** modifie les **réponses immunitaires**.

Alors, homme ou femme, et encore plus enfant, ne **jouez plus** avec le soleil. Ce **bronzage** si convoité, qui résiste quinze jours après la rentrée avant de virer au jaunâtre, ne vaut pas la peine de mettre **votre vie en danger**.

AVERTISSEMENT
Même danger si vous vous efforcez de rester bronzé toute l'année à grand renfort de lampes UV. Seule la raison doit l'emporter !

CONSEIL
Pour les femmes désirant garder la bonne mine des vacances, il existe des « poudres de soleil » minérales, sans danger, qui vous feront bronzée toute l'année.

■ Photoprotection et traitements

Toute exposition au soleil doit être **lente** et **progressive**. Pour les **enfants** encore bien plus. Le Dr Carton, pneumologue et précurseur de la naturopathie, préconisait pour les petits enfants une exposition **mixte**, sous un arbre feuillu par exemple. Le rayonnement permet ainsi la synthèse de la **vitamine D** sans risquer de brûler ou d'irriter car le mouvement des feuilles crée une **alternance** ombre/soleil sans danger.

Les **crèmes de protection** doivent avoir l'**indice approprié**. L'**indice 6** correspond à **60 minutes** d'une exposition qui ne serait supportée que 10 minutes par un ensoleillement intense. En fait, une protection **efficace** est obtenue avec des **indices** de **10** ou **20**. Comme toujours, l'**homéopathe** tient compte du **terrain** et de la **globalité** du patient.

- Si vous êtes plutôt **sanguin**, à peau rouge, vous risquez brûlures, démangeaisons et taches persistantes ; pensez à APIS MELLIFICA et BELLADONNA 5 CH.

- Pour la **prévention** de l'érythème solaire,
  RIBES NIGRUM ID, MYRISTICA 5 CH, 2 fois par jour.
  On associe SOL 15 CH 2 fois par mois dès le mois de mars.

- Si vous êtes déjà atteint d'érythème **sans vésicule**,
  si votre peau est **rouge**,
  ACONITUM NAPELLUS, BELLADONNA puis FERRUM PHOSPHORICUM 5 CH ; localement appliquer HYPERICUM T.M. et CALENDULA T.M.,
  si votre peau est **blanche** avec séquelles disgracieuses persistantes (éphélides),
  MURIATICUM ACIDUM, SELENIUM 5 CH, associés à SEPIA 5 CH.

- Si votre érythème est **vésiculaire**,
  CANTHARIS et BELLADONNA, ou EUPHORBIA et HYPERICUM, ou enfin RHUS TOXICODENDRON 5 CH.

- Dans tous les cas, **adjoindre**
  SOL 15 CH, 2 doses par mois.

LES PIQÛRES D'INSECTES

On redoute souvent les piqûres des diverses bestioles qui hantent nos greniers, nos chambres et nos campagnes pour la douleur. Mais la **douleur passe, l'allergie reste** !

■ *Les insectes coupables*

Tout, en fait, est une question de **terrain**. Si vous n'êtes pas allergique, puces, moustiques, taons, punaises et autres ennemis armés vont provoquer **prurit** et **irritation** sans lendemain.

Mais si vous êtes **sensibilisé**, le drame peut survenir ou, à tout le moins, l'incident. **Abeilles**, **guêpes** et **frelons** (les plus dangereux) sont au premier rang des insectes à venin. Abeilles et bourdons (qui ne laissent pas le dard dans la piqûre) ne piquent que s'ils se sentent menacés.

L'**urticaire**, chez l'allergique, est au rendez-vous tout de suite après la piqûre et disparaît rapidement. La réaction est parfois plus importante, et dure alors plusieurs jours. Peut enfin survenir l'**œdème de Quincke**, avec oppression respiratoire et tous les symptômes et les dangers que nous avons déjà vus (cf p. 76).

Le **diagnostic** est **primordial** dans le cas d'allergie aux piqûres d'insectes ayant entraîné des troubles **graves**. Il permet en effet d'assurer **l'avenir** en connaissant le danger éventuel. Car la **répétition** des piqûres **augmente** l'**allergie** et l'**intensité** des réactions, alors que la quantité de venin injectée est **infime**.

Les **allergènes** des hyménoptères (abeilles, guêpes, etc.) **varient** d'un pays à l'autre. Le test le plus sûr est le test **sanguin** destiné à mettre en évidence la **présence** d'IgE **spécifiques** de tel ou tel **venin**.

■ *Les traitements préventifs et d'urgence*

Les piqûres d'**hyménoptères** en particulier font peur au public. Il faut donc mettre en place des gestes **rapides** d'intervention : **extraire** le dard et **aspirer** le venin avec une seringue Aspivenin. Puis **rassurer** le malade et dégrafer ses vêtements (voir le détail des gestes à accomplir p. 79).

Préventivement, prendre les **vitamines** A, B3 et surtout B1 laquelle, éliminée par la sueur, **éloigne** les insectes de la peau.

CONSEIL

Si vous êtes sensibilisé, évitez le voisinage des ruches et des décharges. En pique-nique, ne buvez pas de boisson alcoolisée qui attire et énerve les abeilles. Evitez de marcher pieds nus, portez des vêtements clairs. Si une abeille vient vers vous, restez immobile : elle finira par s'éloigner. Ayez toujours avec vous un flacon de CALENDULA T.M.

CHAPITRE VIII

LES ALLERGIES RESPIRATOIRES

Déjà très pénible et parfois invalidante quand elle atteint la peau ou provoque des migraines, l'**allergie** peut devenir **dramatique** quand elle entrave la fonction vitale qu'est la **respiration**.

Chaque hiver, une **grande partie** de la population éternue, se mouche et tousse : c'est le tribut payé à la saison, particulièrement dans les **villes**, riches en cultures microbiennes. On peut aussi avoir un rhume en **été**, à la suite d'un refroidissement, d'un courant d'air. Alors, comment savoir si les troubles ressentis sont de **nature allergique** ou non ?

Il existe des **signes de l'allergie respiratoire** que l'**homéopathie**, médecine personnalisée, a répertorié :

- Les **rhumes** sont déclenchés par des **causes insignifiantes**.
- Les **symptômes** surviennent ou cessent **brutalement**.
- Il n'y a **pas** de grande poussée de **fièvre** (sauf en cas de surinfection).
- Les **écoulements** sont blancs, comme de l'albumine, et alternent avec une **suppuration**.
- Des **éternuements** en salves, des **démangeaisons** nasales, une **toux** spasmodique de bronchite, une **suffocation** sont des signes d'allergie.
- Les **otites** avec peu de fièvre et un **écoulement** spontané séreux (épais) ou séro-muqueux (avec du mucus) s'arrêtant **brutalement** sont aussi caractéristiques.

Tous ces signes vont être débusqués par l'**interrogatoire**, pivot de la **consultation homéopathique** (voir p. 83 et suiv.) Il sera complété par l'approche personnalisée du praticien (diathèses, voir p. 85 et suiv.) et par les **tests** (voir p. 87 et suiv.) Dans l'allergie respiratoire, tout l'**appareil** peut être affecté, du nez aux poumons, en passant par sinus, gorge, bronches...

LE NEZ

On ne pense pas toujours à l'importance qu'a pour chacun ce sens subtil qu'est l'**odorat**. Moyen de **communication** essentiel chez l'animal, il nous restitue le **bonheur** et l'**appétit** de vivre, l'éclosion du **monde extérieur**, la richesse et l'appétence des **aliments** tout autant que la vue.

■ *Quand on ne peut plus sentir*

L'allergie peut être responsable de la perte de l'**odorat**, ou **anosmie**. Imaginez que vous ne sachiez plus reconnaître le bouquet d'un vin fin ou le parfum d'un délicieux fromage, vous comprendrez combien cet état peut être pénible à vivre.

Les **fosses nasales**, chemin des **senteurs**, sont en prise directe avec la biochimie du cerveau. Les odeurs sont les **aiguillons** de l'appétit de vivre chez les bien portants et leur non perception agit **négativement** sur le **psychisme**.

Les grands responsables de l'anosmie sont les **muqueuses** rouge vif ou lilas qui tapissent le nez. Elles sont parfois affectées par les **déviations** de cloison.

> ***AVERTISSEMENT***
> ***Le redressement des cloisons nasales entraîne peu d'amélioration et peuvent aggraver les problèmes respiratoires. Attention aux gouttes dans le nez, elles sont souvent dangereuses et peuvent créer l'accoutumance.***

- En cas d'anosmie **passagère** dans un coryza, avec une sinusite installée depuis plusieurs jours,
  PULSATILLA 5 CH.

- S'il y a **déviation de cloison**, de petits saignements de nez,
  SANGUINARIA

- Pour des **écoulements** purulents, irritants, verdâtres, avec sueurs et ganglions, les « antibiotiques de l'homéopathie »,
  MERCURIUS 5 CH, avec HEPAR SULFUR en cas d'infection.

- Pour un **grand frileux** avec **bouchons** épais dans le nez,
  KALIUM BICHROMICUM 5 CH.

- S'il existe un **besoin constant** de se moucher, sans résultat,
  STICTA PULMONARIA 5 CH, si la toux devient sifflante.

- Dans les **états chroniques**,
  PULSATILLA ou PHOSPHORUS.

- Si on suspecte la présence de **polypes** (voir plus loin)
  TEUCRIUM, THUYA 5 CH, pas de laitages sucrés et fermentés.

Nez et allergie

• Rhinite allergique ou rhume des foins

Qui ne connaît pas une victime du **rhume des foins**, la plus caractéristique des allergies respiratoires. **Eternuer**, c'est protester contre l'agresseur du dehors, poussières, pollens, germes microbiens. Le nez est l'avant-poste de l'allergie.

Au lieu de dire « À vos souhaits » à celui ou celle qui éternue en **rafales**, il faudrait plutôt dire : « C'est l'allergie ! » Dans ce cas, les **yeux** deviennent rouges, les **paupières** gonflent et démangent. Le **nez** alors s'obstrue et oblige à respirer par la bouche (ce qui laisse la porte ouverte aux germes microbiens) et la **position couchée** intensifie le phénomène.

Dans la **rhinite allergique**, les **écoulements** ressemblent à du blanc d'œuf non cuit, très abondants. Si celui qui en est atteint fait rire autour de lui avec sa **voix** de Donald et son perpétuel **mouchoir**, il est en réalité en état de **souffrance** et sa **capacité** à vivre et à travailler s'en trouve diminuée.

La principale cause de la rhinite allergique est l'apparition des **pollens** (voir p. 64 et suiv. et le calendrier p. 65). Certains apparaissent très tôt, les autres suivent de mois en mois. Aux USA, **15 millions** de personnes sont allergiques au **plantain** (rag weed). C'est dire l'**importance** de ce type de réaction.

Si vous souffrez d'**allergie respiratoire** et faites votre **jogging**, vous absorbez **encore plus** de pollens. Faites une prière pour qu'il pleuve : le **pluie entrave** la dissémination des pollens, que la **sécheresse répand**.

- Au tout début du traitement,
  POLLEN 30 CH en dose.

> ***AVERTISSEMENT***
> ***Attention aux antihistaminiques qui entraînent la somnolence. Quant à l'aspirine, ce n'est pas un médicament innocent, son abus peut entraîner des rhinites avec polypes, voire des crises d'asthme.***

• La rhinite à écoulement nasal prédominant

Il s'agit également d'une **rhinite allergique** mais liée à des causes **autres** que les pollens, qui peuvent d'ailleurs être **multiples** : produits chimiques volatils, poussières diverses, parfums, produits cosmétiques, etc.

L'écoulement nasal est important, et reste le symptôme principal.

- L'écoulement est **abondant**, clair, irritant, avec **enrouement** et **toux** sèche, le **larynx** est douloureux (sensation de plaie), ALIUM CEPA 15 CH.

- Chez un **frileux angoissé** par la mort, à la **peau** sèche, ARSENICUM ALBUM 7 CH, avec POUMON HISTAMINE 9 CH.

POUMON HISTAMINE 9 CH, l'ornement du **médecin homéopathe**, s'inspire du médiateur chimique dévastateur qu'est l'**histamine**. Extrait **organique homéopathique** de poumon de cobaye anaphylactisé, il contient une substance provoquant expérimentalement la **constriction** intense, durable des **bronches**. Son action est proche de celle de l'**allergoglobuline**.

L'écoulement est irritant, à prédominance oculaire

- Chez l'**enfant**, quand le nez cuit, le larmoiement est vert, les **muqueuses** lourdement atteintes par l'infection, avec **céphalées**, sueurs nocturnes,
  MERCURIUS SOLUBILIS.

- Dans les allergies au **foin**, en fin d'été ou à l'automne,
  AMBROSIA 15 CH.

- Les **éternuements** s'accompagnent de **toux** en quintes, l'incendie oculaire s'étend à la bronche, avec une toux coqueluchoïde, et l'asthme menace,
  NAPHTALINUM 15 CH, curieux remède qui protège des allergies aux lentilles de contact.

- La **démangeaison** va de la voûte du palais aux oreilles, on met souvent le doigt dans les conduits auditifs,
  ARUNDO DONAX 15 CH.

L'écoulement s'étend vers le poumon

Il s'agit souvent de **pollen** qui dévale vers la trachée, l'arbre bronchique et le poumon.

- Quand on se mouche **sans résultat**, on avale difficilement, avec aggravation couché et le soir,

STICTA PULMONARIA 15 CH, avec ACONITUM NAPELLUS et ARUM TRIPHYLIUM. **Ne pas utiliser longtemps** ce trio de médicaments qui peut instaurer une sécheresse vraie.

L'écoulement se surinfecte
Les germes **microbiens** y prennent souche.

- Si l'écoulement est **épais**, visqueux, filant, jaunâtre, parfois strié de sang, la **chaleur** aggrave l'obstruction, chez un hépatique souffrant de déficience immunitaire,
HYDRASTIS 15 CH.

- L'écoulement est **verdâtre**, épais, collant, formant des **bouchons** durs, difficiles à expulser, le **froid** aggrave,
KALIUM BICHROMICUM 15 CH.

- L'écoulement est **jaune verdâtre**, strié de sang, avec **sueurs**, soif, salivation, aggravation la **nuit**, **ganglions** enflammés et perceptibles,
MERCURIUS SOLUBILIS 15 CH.

• La rhinite permanente vasomotrice

Il ne s'agit plus d'une poussée mais d'une inflammation **permanente**. Si vous **éternuez** sans cesse (mais moins violemment que dans le rhume des foins), si vous n'arrivez pas à vous débarrassez de cette rhinite **permanente**, vous vous sentez **fatigué**, **asthénique**, presque dans un état grippal constant. Votre sommeil est altéré. Si vous souffrez de ce type de rhinite, ne recourez pas aux gouttes soi-disant miracle qui enclenchent un **cercle vicieux destructeur de la muqueuse**.

Il peut s'agir aussi de **rhumes répétitifs**, sans grandes poussées thermiques, parfois accompagnés d'**otites** faibles. Evitez de laisser le spécialiste **cautériser les cornets** du nez souvent hypertrophiés et enflés, car ils **durcissent** ensuite et entraînent une **obstruction** nasale.

Ces rhinites permanentes sont souvent la suite d'un **rhume des foins** ou d'une **grippe**. Elles mettent en évidence la **baisse des défenses** immunitaires.

- En cas d'aggravation par la **chaleur**,
APIS MELLIFICA au réveil, SINAPIS NIGRA, PULSATILLA et, si asthénie, KALIUM PHOSPHORICUM ; enfin, si allergie, PENICILLUM. Dans tous les cas, HYDRASTIS 5 CH.

- En cas d'aggravation par le **froid**,
  SABADILLA au réveil, puis SINAPIS NIGRA, ou NUX VOMICA, ou KALIUM MURIATICUM. Et toujours, ARSENICUM ALBUM 5 CH, spécifique des allergies aux poussières et aux moisissures.

- Au **coucher**,
  POUMON HISTAMINE 9 CH.

CONSEIL
Les lésions d'origines anciennes justifient les basses dilutions. Les hautes dilutions (15 CH, 30 CH) sont utilisées (mais pour des périodes limitées) dans les symptômes explosifs de la rhinite, par exemple ALIUM CEPA.

- Prendre le **dimanche**,
  THYMULINE 9 CH, ACARIENS 9 CH, ACARIENS 15 CH, SÉRUM DE YERSIN 9 CH, selon l'allergène microbien, STAPHYLLOCOCCINUM en cas d'allergie **alimentaire**.

CONSEIL
En cas d'allergie alimentaire, évitez le fromage, les laitages, limitez les sucres et les graisses cuites. Placez en permanence un diffuseur d'huiles essentielles dans les pièces.

Phytothérapie : RIBES NIGRUM ID pour drainer. **Aromathérapie** : essences de NIAOULI, BASILIC et MYRTE en parties égales 1 goutte 3 fois par jour sur un peu de sucre complet ou dans du miel.

Les granions de CUIVRE et d'ARGENT sont un bon complément de traitement en cas d'infection.
Oligo-éléments : MANGANÈSE, SOUFRE, CUIVRE et MAGNÉSIUM.

■ *Végétations, sinusite et polypose nasale*

Les troubles qui affectent le nez ont tendance à s'étendre aux **zones qui communiquent** avec lui.

• Les végétations

Contrairement au langage populaire, il ne s'agit pas d'une maladie mais d'**organes lymphoïdes normaux** présents sur la paroi postérieure de l'arrière-nez.

Longtemps, on a pensé que les rhumes à répétitions de l'enfant étaient dus à leur présence, au lieu de remettre en question l'alimentation (mélanges alimentaires) et l'hygiène de vie.

Quand on enlève ces **organes**, il survient souvent, dans les mois qui suivent, une crise d'**appendicite**. Si, de surcroît, on enlève les **amygdales**, on a alors ôté les **barrières naturelles** face aux infections. Bronchites, pleurésies, éruptions eczémateuses peuvent alors survenir.

Comme pour les **amygdales**, plus les **végétations** sont **petites**, plus les troubles qu'elles provoquent sont **importants**. On a longtemps cru le contraire et cela a fait des ravages.

- En cas de végétations, on donnera, en **prévention** des toux nocturnes et de la laryngite striduleuse,
  BARYTA CARBONICA, CORALLIUM RUBRUM 9 CH.

- En cas d'**infection**, on cherchera aussi les causes,
  HYDRASTIS, KALIUM BICHROMICUM, HEPAR SULFUR 9 CH.

- En traitement de **terrain**, en cas de troubles de l'**audition**,
  THYROÏDIA 3 X, BARYTA CARBONICA, THUYA 9 CH.

- Contre le **ronflement**, SAMBUCCUS NIGRA, NITRICUM ACIDUM, LYCOPODIUM 9 CH. Pour améliorer l'**audition**, AGRAPHIS NUTANS 9 CH. Contre la **maigreur** et l'inappétence, CALCAREA PHOSPHORICA.

Il ne faudra **jamais opérer sans consulter** l'homéopathe.

Oligo-éléments : MANGANÈSE et CUIVRE les jours pairs, SILICE les jours impairs, CUIVRE, OR, ARGENT le dimanche.

• La sinusite

Les sinus sont des **cavités** creusées dans les os crâniens, les os de la mâchoire et de la face. Ils **communiquent** avec les fosses nasales par de petits **orifices** et sont tapissés d'une **muqueuse** semblable à la leur.

Chez l'**enfant**, seul le sinus maxillaire est développé. Les parents ne faisant pas toujours attention à éviter la couche polluante au ras du sol, nombreux sont les problèmes à ce niveau pendant l'enfance. Il ne faut pas laisser s'installer une **obstruction chronique** et la cortisone fait vite évoluer la pathologie vers une **lourde chronicité**. Au cours de la sinusite, une **hypersécrétion** peut emplir l'espace étroit des sinus en donnant une pénible sensation de pesanteur et devenir **purulente**.

- Qand les troubles sont aggravés par la **chaleur**,
  PULSATILLA, MEZEREUM, HYDRASTIS 9 CH.

- Quand le **froid** aggrave la sinusite,
  SILICEA, CORALLIUM RUBRUM, KALIUM BICHROMICUM, ARSENICUM ALBUM 9 CH.

- Le **plein air** améliore, les **yeux** sont larmoyants, brûlants, bouffis, avec **soif** et **haleine** fétide et risque d'**anosmie**,
  KALIUM IODUM 9 CH, remède des enfants charmants à l'école et insupportables à la maison.

- Chez un enfant **ronfleur**, déjà allergique aux **acariens**,
  BROMIUM, SAMBUCCUS, LYCOPODIUM 7 CH.

• La polypose nasale

L'œdème intense de la muqueuse nasale peut former des **masses gélatineuses solides** en grappes. Ce sont les **polypes** qui, extraits chirurgicalement, **récidivent**. Certaines personnes fabriquent sans arrêt des polypes et si le **terrain** n'est pas soigné, il n'y a aucune raison pour que cela cesse.

La présence des polypes entraîne une **angoisse respiratoire**, un **ronflement** nocturne qui font de ces patients des martyrs de la fonction respiratoire. On a cru longtemps qu'ils avaient une **origine microbienne ou virale**. En fait, 60% des polypes sont d'**origine allergique**, ce que confirment les tests. Les patients sont souvent **polysensibilisés** aux microbes, à l'aspirine, à la pénicilline. Tous les remèdes de la **surcharge** ou de remaniement sont efficaces dans le traitement. Le traitement de **terrain** est toujours **supérieur** au geste chirurgical.

- En cas de **polype** et d'**œdème**, avec de petits **nævi rubis** sur la peau, un psychisme tourmenté et tourmenteur,
  THUYA 3 CH.

- Le nez est **bouché** la nuit, l'enfant dort la **bouche ouverte** et **renifle** souvent,
  SANGUINARIA NITRICA 3 CH.

- Le **pourtour** du nez est lésé, avec des **sueurs** irritantes, des **croûtes** vertes détachées, laissant la **muqueuse** à vif,
  NITRICUM ACIDUM 3 CH.

- Les suppurations sont **chroniques**, avec **écoulements** jaunes et **insuffisance hépatique**,
  HYDRASTIS 3 CH.

- Les polypes **saignent**, chez un longiligne tendu, angoissé, avec **éternuements**, **bouffées** de chaleur, recherche de **communication**, sensibilité aux **émotions**,
  PHOSPHORUS.

- Chez un **allergique** pur,
  SANGUINARIA 3 CH.

- En cas de **surinfection** importante,
  LEMNA MINOR et THUYA 3 CH.

■ *Nez et gorge*

• Les amygdales

Comme les végétations, les **amygdales** sont de petites **glandes lymphoïdes** situées de part et d'autre de la luette. Ce sont des organes de **défense** fabriquant les **anticorps** et des **lymphocytes**, fantassins de première ligne dans la lutte contre l'allergie. Les enlever comme on le faisait autrefois (et même encore maintenant !) c'est enlever le paillasson devant la maison. Rien **n'arrête plus** les allergènes et les germes. Face à l'allergie, les amygdales se **gonflent** et deviennent très grosses. La **déglutition** est pénible et des **ganglions** apparaissent dans le cou. Comme pour les végétations, plus les amygdales sont **grosses**, plus elles sont **inoffensives**. Petites, cryptiques (avec des cavités), avec expulsion de minuscules gouttes de pus, elles sont **difficiles** à traiter. L'homéopathie vient au secours des **terrains** fragiles et des amygdales **enflammées**.

- En cas d'**amygdales cryptiques**,
  au **réveil** PYROGENIUM, HEPAR SULFUR 5 CH.

Avant les deux **repas**, en 3 CH,
MAGNESIA CARBONICA, CHENOPODIUM, KALIUM MURIATICUM.
Au **coucher**,
POUMON HISTAMINE 9 CH, BROMIUM, SAMBUCUS NIGRA 5 CH.
Le **dimanche**, alterner
DIPHTEROTOXINUM, DERMATOPHAGOÏDES PTEROMYSSIMUS 100, avec le remède de la **personne**, et un remède du climat (humidité, froid, etc.)
À la **première atteinte**, 10 grains de DIPHTEROTOXINUM 9 CH.

Phytothérapie : en usage externe, feuilles de RONCE, et plante d'AIGREMOINE, en partie égales, 56 g par tasse en décoction prononcée et filtrée pour plusieurs gargarismes dans la journée.
Aromathérapie : essences d'ORIGAN, THYM, CITRON, mélange en parties égales, 1 goutte du mélange 3 fois par jour sur sucre complet ou miel.

Oligo-éléments : curativement, tous les jours BISMUTH et CUIVRE. Préventivement, 2 fois par semaine, MANGANÈSE et CUIVRE ; le dimanche, CUIVRE, OR, ARGENT.

• La laryngite allergique

Le **larynx**, couloir aérien situé à l'arrière des amygdales, est le lieu de naissance de la **voix**, ce qui explique qu'il soit fortement **musclé**. L'allergie peut aussi se porter à ce niveau et provoquer un **enrouement**, voire la **perte totale** de la **voix** (aphonie). Chez l'**enfan**t, qui en est parfois victime, c'est la spectaculaire crise de **« faux croup »** qui enchaîne à l'enrouement la **toux** rauque et incoercible, puis la **difficulté respiratoire**. Cette difficulté se situe à l'**inspiration**, et non à l'**expiration** comme chez l'asthmatique. Pendant la crise, les **ailes** du nez battent, les « salières » à la base du cou se creusent, l'enfant **cherche l'air** (on dit qu'il tire) et... les parents s'affolent.

Il faut pourtant rester **calme**, apaiser l'enfant et le câliner.

- Pour la crise de **suffocation** du haut larynx,
  ACONITUM NAPELLUS L 52, CHLORUM, SPONGIA, SANTA HERBA.
  S'il y a passage à la **transpiration**,
  BELLADONNA.

Aromathérapie : faire des compresses tièdes d'eau bouillie avec des huiles essentielles d'EUCALYPTUS, GLO-

BULUS ou RADIUM. On peut aussi appliquer un cataplasme d'argile sur la gorge.

■ *Les bienfaits du thermalisme*

La France est riche en **stations thermales** de toutes sortes. Elles ont chacune leur **spécificité** et les homéopathes ont pu établir une **relation** entre certaines, dont la minéralisation relève de l'**infinitésimalité**, et quelques **types** homéopatiques :

FER	Forges-les-Eaux
ARSENIC	La Bourboule
CUIVRE	Saint-Christaud
BICARBONATE	Vichy

L'**efficacité** des cures n'est plus à démontrer, elle est renforcée par le **repos** qui en fait partie intégrante.

AVERTISSEMENT
Une aggravation des troubles peut survenir au 8e jour. On l'appelle « crise thermale ». Elle prouve simplement l'efficacité des eaux.

CONSEIL
L'établissement de cure idéal est celui où l'équipement hôtelier est satisfaisant, où la spécificité des services médicaux est respectée ainsi que l'asepsie, où la mise en forme à la mode ne prend pas le pas sur les soins et où le médecin est suffisamment présent pour mettre en route la désaccoutumance médicamenteuse. Il vaut mieux faire une cure en période climatique favorable.

L'ASTHME

La **rhinite** encombre la porte d'entrée ; l'**éternuement** essaie d'éliminer les intrus. Mais si les barrières sont franchies, c'est l'**asthme**, le souffle amputé, le mal au plus profond.

L'asthme est la maladie d'une **vie entière**. Il est actuellement en **progression** (2 millions d'asthmatiques en France) malgré l'efficacité des thérapeutiques. La **pollution**, l'abus des **corticoïdes** sont à incriminer en premier. Mais aussi l'**hérédité**, car l'asthme est rarement spontané, et les **signaux d'alarme** précèdent la maladie : rhinite, urticaire, eczéma... Quoi qu'en disent les détracteurs de l'homéopathie et ceux dont les intérêts vont dans un sens contraire, celle-ci est la médecine de **terrain** et non de **symptômes** ; elle apporte, si elle est bien menée, la meilleure **réponse** à l'asthme.

Elle permet le **sevrage** des médicaments antécédents, qui doit se faire **sans brutalité** avec un **traitement de fond** très adapté. Elle permet d'opposer au mal le trio thérapeutique antigène/traitement réel du terrain/amplification psychique de l'angoisse respiratoire.

Si étaient publiés les **résultats** des thérapeutiques classiques avec **désensibilisation** et **anti-histaminiques**, on pourrait constater que les résultats ne sont pas si probants.

L'**équilibre alimentaire** joue également un rôle dans la genèse et dans la gestion de la maladie asthmatique.

■ *Comment devient-on asthmatique ?*

Le premier **signal d'alerte** est la **bronchite asthmatiforme**. Indépendante de toute **infection** microbienne, sans fièvre. Elle se traduit par toutes sortes de **bruits** à l'auscultation et par une **suffocation** intense du patient. Tous les **muscles** du thorax sont tendus vers un effort **d'expulsion**. Les **bronches** peuvent recevoir l'air mais ne savent pas le **chasser**.

Ce type de bronchite survient la plupart du temps après un **rhume** dont l'extension vers la gorge, les oreilles ou les sinus n'a pas toujours retenu l'attention. Au début, la **toux** amène un **liquide** blanc mousseux. Râles et sifflements **disparaissent** en quelques heures et tout redevient **normal**.

- On aura donné comme **traitement** :
  CHLORUM, SPONGIA, SANTA HERBA gouttes.

La **bronchite asthmatiforme** peut laisser une **toux** agaçante, nocturne, pendant des semaines. Si l'**oppression** ne cède pas, on est arrivé au stade de l'**asthme permanent**. Une crise du **mal asthmatique** peut rendre nécessaire l'hospitalisation. Les crises d'**asthme** installées à partir de l'âge adulte, en réalité résurgence de l'enfance, ne **régressent** jamais, **s'infectent** et peuvent se compliquer d'**enphysème**.

Les **activités professionnelles** sont souvent en cause dans la genèse de la maladie asthmatique. Produits **industriels**, **agricoles** ou **artisanaux** se liguent pour la déclencher (voir p. 67).

Il faut alors **identifier** l'allergène et instaurer le **traitement** avec sa **dose infinitésimale** (on retrouve ici les qualités d'enquêteur du praticien).

L'**isothérapie** permet de mettre en place la désensibilisation (voir p. 95).

- Le **traitement** sera renforcé dans tous les cas par
  POUMON HISTAMINE 9 CH.

Les **moisissures** jouent aussi souvent un rôle dans l'asthme. Le patient souffre de crises d'**eczéma atopique** entrecoupées de crises d'**asthme**. Il faut alors mettre en place une **désensibilisation** avec ISOMOISISSURE 15 CH et bien évidemment supprimer les fromages à moisissures de l'alimentation.

- On donnera dans ce cas
  ISOMOISISSURES 9 CH 2 fois par mois en dose, associé à
  ARSENICUM ALBUM, POUMON HISTAMINE 9 CH.

Il faut enfin rappeler le rôle des **germes microbiens** détruits par les antibiotiques employés abusivement qui deviennent à leur tour de véritables **allergènes**.

■ *L'asthme, maladie multiforme*

Dans l'asthme, on retrouve le processus de **libération d'histamine** (voir p. 75).

Il existe plusieurs **formes** d'asthme, le caractère commun étant l'**obstruction respiratoire**, les **bruits pharyngés** quand elle se libère, les crises **nocturnes**. **L'asthme est défini par l'angoisse respiratoire**.

Si les **hormones** influencent les systèmes immunitaires dans l'asthme, celui-ci reste cependant sous la dépendance du **système nerveux central**. Par contre, la motricité des bronches est assurée par un **système nerveux autonome**, c'est la commande **parasympathique** qui intervient dans l'obstruction. La crise est **spontanée**, **réversible**, déclenchée par un rire un peu prolongé, une inspiration trop forte. Assis sur son lit, le patient **suffoque**. L'air entre mais ne peut plus **ressortir**. Le visage se couvre de **sueur** et l'asthmatique a tendance à se **cyanoser** (visage virant du rouge au violet) par manque d'oxygène.

L'asthme peut se **surinfecter**, évolution toujours redoutée, surtout si des **corticoïdes** ont été prescrits. Il faut rappeler que la cortisone crée une **dépendance** toujours redoutable. En fait, un asthmatique allergique fait de la **fièvre** et se porte **bien**, un asthmatique infecté fait de la **fièvre** et se porte **mal**.

Sèche au début, la crise s'accompagne ensuite de **toux** et de **sécrétions** d'un liquide blanc et mousseux, avec des **concrétions** grisâtres comme du tapioca cuit. Puis les **râles** diminuent, la **respiration** se calme et le malade s'endort. Mais l'oppression peut être **chronique**, avec des crises **paroxystiques** : l'asthme devient **permanent**. Pour certains asthmatiques, la **surcharge alimentaire** augmente les risques ainsi que les **mélanges alimentaires** aberrants. Dans ce cas, on trouve souvent une **allergie** aux céréales ou aux arachides, aux crevettes, et les **desserts sucrés** sont des plus nocifs.

- Quand le fonctionnement du **foie** est insuffisant et que la gêne respiratoire survient après le repas,
  NUX VOMICA 9 CH,
  si la **pesanteur** de l'estomac vient de l'intolérance aux **graisses**,
  PULSATILLA ET CARBO VEGETABILIS 9 CH.

L'asthme est voisin avec le coryza, le prurigo, l'urticaire, l'œdème de Quincke. Il s'insère dans la **diathèse allergique**. L'allergique peut passer de l'un à l'autre des symptômes au fil de ses contacts avec les **allergènes**. Quant à l'**asthmatique**, il doit toujours faire l'objet d'une étroite **surveillance**. Dans le domaine de l'**asthme**, l'homéopathie **individualise** les causes et le traitement et vient au **secours** de l'asthmatique en crise.

AVERTISSEMENT

Il existe une échelle de gravité établie par le professeur Vialatte :
- ***1er degré, une crise par mois.***
- ***2e degré, une par semaine***
- ***3e degré, 50 à 60 par an***
- ***4e degré, une gêne continue qui permet à peine de manger et de dormir.***

- Les remèdes du **bronchospasme** expiratoire :
IPECA, CHLORUM, SPONGIA 9 CH, avec MEPHITIS PUTORIUS pour la toux et POUMON HISTAMINE.

• L'asthme sec

Appelé aussi **trachéite spasmodique**, il se traduit par des **quintes** de toux de type **coqueluche** avec des **sifllements** dus à la difficulté à respirer. Cette toux est **nocturne** surtout, sauf s'il existe à la base un problème **psycho-affectif**. Le patient peut **vomir**, perdre ses **urines**, voire tomber en **syncope**.

- Pour un patient **anxieux**, ayant peur des endroits **élevés**,
ACONITUM NAPELLUS 9 CH.

- Le **nez** est sec, le **larynx** à vif au moindre courant d'air, la **toux** sèche et sifflante, avec la nécessité de tenir la tête haute,
SPONGIA 9 CH.

- Si le visage est **pâle**, les yeux **cernés**, avec des **douleurs** abdominales, des **nausées**,
IPECA 9 CH qui aide et fluidifie les sécrétions.

- Pour les grands **nerveux**, avec tendance à la tachycardie,
MOSCHUS 9 CH si les crises surviennent la nuit.

- La toux **sèche** entraîne la **cyanose** du visage, avec des troubles **digestifs**, des crampes des membres inférieurs,
CUPRUM 9 CH.

- Pour l'enfant **ronfleur**, allergique aux **poussières**, se réveillant la nuit avec une toux **coqueluchoïde**,
SAMBUCCUS NIGRA 9 CH.

- En cas de **suffocation** intense, avec **brûlure**, spasme de la **glotte**,
CHLORUM 9 CH.

- Si la **suffocation** est due à la fois à des obstacles **nasal** et **respiratoire**, avec faiblesse du **cœur** notamment à l'effort,
KALIUM NITRICUM 9 CH.

Il existe une correspondance entre les **horaires** d'aggravation et le **remède**.

au réveil	KALIUM CARBONICUM
	NUX VOMICA
	LACHESIS
au lit	ARSENICUM
à 22 heures	PHOSPHORUS
à 24 heures	ARSENICUM
	SAMBUCCUS NIGRA
	SPONGIA
à 2 heures	ARSENICUM
à 3 heures	ANTIMONIUM TARTARICUM
	KALIUM CARBONICUM
	SAMBUCCUS
	KALIUM NITRICUM
à 5 heures	NATRUM SULFURICUM

L'homéopathe saura distinguer les **perturbations horaires** entraînées par un traitement **allopathique** antérieur.

L'aggravation par le **chaud** ou le **froid** est également une indication importante.

Sont aggravés dans une chambre **chaude** : AMMONIUM CARBONICUM, APIS MELLIFICA, CHLORUM, PULSATILLA, CARBO VEGETALIS, SULFUR.

Par le **froid** : LOBELIA, ARSENICUM ALBUM, NUX VOMICA, SPONGIA.

Les **nausées** sont toujours présentes : IPECA, KALIUM NITRICUM.

• L'asthme humide

Il s'agit d'une gêne respiratoire **chronique**. L'hypersécrétion des bronches est importante, entraînant des **râles** bruyants.

- Si on tousse à 23 heures 30, avec un **larynx** irrité et une gêne respiratoire **rougissant** le visage, une **expectoration** épaisse, COCCUS CACTI 9 CH.

• L'asthme d'effort

Généralement, la crise d'asthme est spontanée, sans cause précise. Il existe cependant une sorte d'asthme qui n'apparaît qu'à l'**effort**. Non pas pendant, mais **après**. Chez la personne âgée, ce peut être après un geste simple, se baisser, se coiffer. En fait, il existe toujours une **tension psychique** chez les personnes qui souffrent de l'asthme d'effort.

Il faut toujours penser au risque de **dépendance**, notamment chez les **sportifs**, aux aérosols allopathiques. L'asthme d'effort survient parfois après le **repas** si des combinaisons alimentaires fâcheuses sont en cause. Il faut **éviter** dans ce cas les fruits acides, les fromages, les tomates associés aux céréales, les mélanges de protéines et d'amidon, et relever les allergies possibles aux céréales, aux arachides, aux crevettes.

Les principaux **remèdes** sont : IGNATIA 6 K, CUPRUM 5 CH, MOSCHUS 3 D, POUMON HISTAMINE 9 CH.

■ *Asthme et emphysème*

On peut souffrir de **gêne respiratoire** importante sans pour autant être asthmatique. Chez un patient de 50 ans ou plus, le médecin doit faire la distinction entre **emphysème** et **asthme**.

L'emphysème est une **dilatation** permanente des **alvéoles** pulmonaires, là où se font tous les échanges respiratoires. Les traitements de symptômes sont peu efficaces. Et surtout, contrairement à l'asthme, la **dyspnée** (difficulté à respirer) devient **permanente**, sans retour à la liberté respiratoire.

L'emphysème n'est **pas** obligatoirement accompagné de **toux** ni d'**expectoration**, simplement une **gêne** respiratoire et un **bruit** caractéristique à l'auscultation. On ne doit pas traiter cette maladie à la légère car **l'insuffisance cardiaque** en est souvent le corollaire. On devient emphysémateux par mauvaise **hygiène** de vie, notamment abus de **tabac**. Mais aussi à la suite d'un **asthme** prolongé surinfecté, d'une **bronchite** chronique.

■ *L'enfant et la personne âgée*

L'**enfant** et la personne **âgée**, plus **vulnérables** physiologiquement et psychologiquement, sont très concernés par la maladie asthmatique.

- **L'enfant et son psychisme**

C'est le mérite des homéopathes d'avoir insisté sur le caractère **allergique** de l'asthme chez l'enfant. Comme dans l'eczéma atopique, on retrouve *in vivo* un **déficit** en lymphocytes T, les soldats armés de la lutte contre les allergènes.

CONSEIL

Ne refusez pas d'allaiter votre enfant : le lait maternel apporte une protection anti-infectieuse au bébé et aussi des cellules immuno-compétentes.

Chez le nourrisson, l'asthme se révèle par une **bronchite** asthmatiforme, une **toux** chronique impossible à calmer. Quand l'enfant grandit, l'**œdème**, la **surinfection**, l'**hypersécrétion** s'ajoutent aux symptômes.

- **Avant** que survienne l'**infection**, on donnera
  CUPRUM, MOSCHUS, SPONGIA (aggravé par le froid), CHLORUM, IGNATIA, IPECA (toux diurnes, composante psycho-affective)

Les crises peuvent être **saisonnières**, **trimestrielles**, **hebdomadaires** ou **quotidiennes** avec une gêne permanente. Bien évidemment, cet état de souffrance entrave la **croissance** normale de l'enfant, perturbe la puberté et le psychisme.

On peut aider l'enfant avec un **traitement de fond** :
- CHLORUM, SPONGIA, POUMON HISTAMINE 9 CH.

La principale composante de l'enfant est un univers **psychosomatique** fragile. Tout dépend en fait de la manière dont il arrive à **extérioriser** émotions et stress. Il existe de grands remèdes en ce domaine (voir « Portraits » au début de ce livre).

- L'enfant **refoule** ses chagrins, il est inquiet quant à l'attitude de sa famille et à ses résultats à l'école,
  IGNATIA.

- L'enfant est **angoissé**, perfectionniste, méticuleux,
  ARSENICUM ALBUM.

- Pour un petit **colérique**, agressif et brise-tout,
  CHAMOMILLA.

- Chez un enfant très **attaché** à sa famille, surtout à sa grand-mère,
  CAUSTICUM.

- L'enfant est orgueilleux et ombrageux et **s'isole** facilement,
  NATRUM MURIATICUM.

- Quand l'enfant a **peur** de courir, d'être freiné,
  ARSENICUM ALBUM.

CONSEIL

Si votre enfant présente des troubles respiratoires ou de l'asthme, commencez par éliminer de la maison tous les facteurs allergènes. Le combat commencera par les acariens. Il faudra donc traiter avec des produits naturels literie, moquettes, rideaux, etc., mais aussi les jouets (voir p. 65 et suiv.) Eliminez aussi la fumée de tabac, et attendez que l'enfant soit parti à l'école pour dépoussiérer la maison. Le problème peut aussi se situer à la crèche et l'éviction de l'enfant peut devenir nécessaire.

- **La personne âgée**

Avec l'âge, la consommation d'**oxygène** diminue de 20%, entraînant une prise de **poids**, une **atonie** musculaire, une certaine **irritabilité**. Facteurs **allergiques** et **psychologiques** se sont ligués tout au long de la vie pour parvenir à cet état de gêne respiratoire.

L'**angoisse** est souvent à la base des crises nocturnes. Tout fait peur, dans la vie quotidienne, à la personne âgée. La **dépendance** au spray allopathique est particulièrement forte, et le **rituel** de la consultation et de l'ordonnance devient en quelque sorte sacré. L'homéopathe sait tenir compte du rôle antigénique des **phobies**, de l'**égocentrisme** fréquent et des **angoisses** de cet âge liées à la fréquence des crises nocturnes.

Il existe une **dépendance** forte entre malade et asthme, et l'ordonnance devient **le lien**. Le patient met son espoir dans les nouveautés scientifiques comme dans une drogue dont on attend le soulagement. On observe souvent une **réminiscence** de l'enfance dans ce blocage respiratoire.

- Dans le cas de grand **catarrhe**, avec manque de **souffle** important, **apathie**, **cyanose**,
  ANTIMONIUM TARTARICUM 9 CH.

- La **déchéance** respiratoire et intellectuelle est en marche. Le malade perd la mémoire, tousse fréquemment, avec mucus,
  BARYTA CARBONICA 9 CH.

- Si la **chaleur** de la pièce aggrave les symptômes,
  AMMONIUM CARBONICUM 9 CH.

- En cas de **frilosité**, d'expectoration abondante et purulente, avec mauvaise humeur et visage ridé,
  KREOSOTUM 9 CH.

■ *Prévention et traitement*

Le traitement de l'asthme doit toujours être **global**. L'homéopathie va **au-delà** des symptômes de crise pour prendre en compte le patrimoine génétique, les conditions de vie, le psychisme du patient. L'**hypersensibilité** de l'asthmatique, qui se bat avec cette esquisse de la **mort** par manque d'air, doit être prise en compte.

Dans ce domaine, on peut dire que les **mérites** de l'**homéopathie** ne sont pas toujours reconnus. Pourtant, le praticien détient les **clés de la personne**. Il introduit le **véritable** remède de fond, pas celui qui occulte les symptômes, mais celui qui va **libérer** le patient, lui permettre de **s'adapter** réellement à la situation qu'il vit. Celui-ci va pourvoir ainsi lever peu à peu les **obstacles** à la respiration normale, parvenir au bien-être et ainsi passer des **hivers** sans risque puisque l'**infection** est réduite.

Phytothérapie : usage interne, plante de MARRUBE BLANC, TUSSILAGE, LIERRE TERRESTRE, FUMETERRE, BALLOTE, HYSOPE, racine d'AUNÉE, VALÉRIANE, fleurs de GENÊT À BALAIS, feuilles d'ANSÉRINE, GLOBULAIRE, mélange en parties égales 5 g par tasse en décoction, 3 à 4 tasses par jour entre les repas.
Aromathérapie : essences de MENTHE POIVRÉE, LAVANDE VRAIE, CAJEPUT, EUCALYPTUS, mélange en parties égales, 2 gouttes du mélange 2 à 3 fois par jour sur un peu de sucre complet ou de miel.

Oligo-éléments : MANGANÈSE, SOUFRE. Pour les personnes âgées, MANGANÈSE, CUIVRE, ARSENIC.
Vitamines : surtout la vitamine B10 pour ses propriétés anti-dyspnéiques.

CHAPITRE IX

LES ALLERGIES DE L'ŒIL

L'œil est la porte ouverte sur le monde. Il est inversement le reflet du monde intérieur. Sa **finesse structurale** en fait un outil perfectionné mais le rend également **vulnérable**. L'œil est la première **porte d'entrée** de l'agression allergique. On se frotte les yeux, les **poussières** y entrent facilement ainsi que tous les **allergènes** solides ou volatils (champignons, pollens, poussières, germes microbiens, produits cosmétiques). L'allergie, au niveau de l'œil, suscite toujours une **inquiétude** car on craint pour sa vue.

LES ATTEINTES ALLERGIQUES DE L'ŒIL

Etant donné la constitution complexe de l'œil, les atteintes allergiques peuvent se porter sur **différents** points précis. Et tout d'abord les **paupières**, qui protègent le globe oculaire.

■ *Les paupières*

La minceur de la peau et l'irrigation sanguine importante, qui transportent les médiateurs, exposent particulièrement les paupières, souvent en contact avec des agents allergènes.

• Les blépharites

La paupière est **enflammée**, et peut présenter en même temps un **eczéma** ou une **urticaire**. Les responsables sont le staphylocoque, les champignons ou les allergènes chimiques (cosmétiques). Une **enquête** est indispensable pour isoler l'agent **allergène** dans les produits couramment utilisés, y compris les médicaments locaux.

- Si le **bord** de la paupière est **rouge**,
  ACONITUM, BELLADONNA, APIS MELLIFICA 9 CH.

- Le **bord** de la paupière est **épaissi** et démange,
  GRAPHITES, ARGENTUM NITRICUM, MERCURIUS SOLUBILIS associés en 9 CH.

- Il se forme des **croûtes** épaisses,
  STAPHYSAGRIA, KREOSOTUM 9 CH, avec collyre bleu Laiter.

• L'orgelet

À la base des cils, se trouvent des **glandes sébacées** destinées à les lubrifier. Si elles s'enflamment, il se produit une **saillie** ronde et douloureuse, l'orgelet.

- Si l'**œdème** est important,
  APIS MELLIFICA, ACONITUM, BELLADONNA 9 CH.

- En cas de **suppuration**,
  HEPAR SULFUR, MERCURIUS SOLUBILIS 9 CH.

- Si un **abcès** se prépare,
  MYRISTICA SEBIFERA 9 CH, le « bistouri des homéopathes ».

• Le chalazion

Ce sont d'autres petites **glandes** de la paupière, dites de Meibomius, qui s'enflamment en formant un **granulome** (petite tumeur inflammatoire non maligne). La cortisone donne des résultats variables. Une **suppuration** peut survenir. Le chalazion est le signal d'un métabolisme perturbé.

- On donnera, **associés**,
  HEPAR SULFUR, MYRISTICA 9 CH.

- En **complément**, on donne
  STAPHYSAGRIA (paupière supérieure) et THUYA (paupière inférieure).

- **Localement** ou en **boisson**, compléter le traitement avec
  PLATANUS T.M.

L'homéopathe surveille, parallèlement, l'apparition d'autres constructions **anarchiques** sur le corps (verrues). Une complémentation en **magnésium** donne de bons résultats.

■ *La conjonctivite*

La conjonctive est cette **muqueuse** qui tapisse l'intérieur des paupières et la face antérieure du globe oculaire. Elle est en **première ligne** de toutes les agressions extérieures (bactéries, mycoses, parasites ou toxiques). Son **inflammation** est facilement repérable : la dilatation des capillaires, très nombreux, donne une **rougeur**, avec une sensation de **vue**

brouillée, un **larmoiement** de défense et une **sensibilité** aux agents extérieurs, avec la classique impression de **sable** dans les yeux. **Associée** à la rhinite, à l'eczéma ou à l'urticaire, la conjonctivite allergique survient **brutalement**. Chez l'allergique saisonnier, elle épouse le rythme de l'allergie associée. L'infection entraîne une **douleur** locale plus intense que l'allergie à ce niveau. Elle peut survenir tout à coup, lors d'une promenade à la campagne ou en faisant le ménage à la maison.

- Si le **larmoiement** n'est pas encore apparu,
  ACONITUM, BELLADONNA, APIS MELLIFICA 9 CH.

- Le grand remède pour **améliorer** la vue,
  EUPHRASIA 9 CH (la plante est appelée, en Suisse, « casse lunettes)».

- En cas de formation de **pus**, qui colle les yeux au réveil,
  MERCURIUS SOLUBILIS 9 CH.

- Pour les personnes travaillant sur **ordinateur**,
  RUTA GRAVEOLENS 9 CH.

- On associera **toujours** POUMON HISTAMINE 9 CH.

Dans tous les cas de conjonctivite allergique, il faut procéder à l'identification des **allergènes** et à la **désensibilisation** notamment à la poussière et aux agents mycotiques.

AVERTISSEMENT

Ne laissez jamais une conjonctivite traîner sans la soigner. Particulièrement quand la sensation de cuisson augmente : la muqueuse commence alors à se déstructurer. Il faut absolument consulter et instaurer dès le début les remèdes homéopathiques de symptômes, les remèdes de terrain et de personne, et procéder à l'isothérapie. Limitez l'emploi des collyres et, si vous portez des lentilles, assurez-vous de leur compatibilité. Protégez vos yeux avec des verres filtrants.

Les **enfants**, qui se frottent souvent les yeux, sont particulièrement à surveiller.

■ *La kératite*

Le globe oculaire est protégé par une membrane non vascularisée, résistante, souple, la **cornée**. L'inflammation, la lésion ou l'ulcération de la cornée se traduisent par une **douleur** vive au moindre **mouvement** de l'œil. Mais les **signaux d'alerte** existent généralement auparavant : sensation de sable, larmoiement à la lumière.

Il faut **immédiatement** traiter l'**inflammation** de la cornée, la **kératite**, pour éviter des **lésions** qui compromettraient ultérieurement la **vision**. D'autant plus que le **staphylocoque** est à l'affût, toujours prêt à s'engouffrer dans la brèche ouverte. Une **désensibilisation** est indispensable ainsi qu'un traitement de fond.

■ *Le prurit des yeux*

Il s'agit d'une **démangeaison** intense, souvent aggravée par la **chaleur**, l'ennemi des yeux.

- Si les troubles surviennent le **soir**,
  PULSATILLA, MEZEREUM, SULFUR 9 CH.

- S'il y a **infection**,
  MERCURIUS SOLUBILIS 9 CH.

■ *L'uvéite*

Il s'agit de l'inflammation des **éléments internes** de l'œil : iris, corps ciliaires, choroïde et vitré. L'uvéite allergique est rare, mais beaucoup **plus grave** que celles que nous venons de voir. Elle provoque une douleur sourde dans la tempe et le front. Le patient **voit moins bien**, l'œil est très **rouge**.

Il semble que les allergènes soient dans ce cas d'origine **interne** appellant donc le remède de la **personne** et un **interrogatoire** très poussé. La consultation doit se faire **immédiatement**.

ALLERGIES AUX LENTILLES DE CONTACT

D'une manière générale, le nombre de personnes ayant besoin d'une **correction** visuelle augmente sans cesse. Les **lentilles de contact**, au départ dites « verres de contact » parce qu'elles étaient faites de verre, ont connu des **progrès** énormes sur le plan de la **tolérance** et de la **maniabilité**. On compte en France environ 2 millions de porteurs de lentilles.

Il existe deux catégories de lentilles, les **souples** et les **jetables**. Ces dernières sont portées en **permanence** et **jetées** au bout d'une semaine. Elles représentent le **risque** principal de problèmes, par la négligence des usagers qui les portent trop longtemps. Mais les lentilles souples, si elles sont **insuffisamment nettoyées**, peuvent aussi causer des inflammations de l'œil. Ce n'est pas le matériau de la lentille lui-même qui entraîne l'allergie, mais les **altérations** qu'il subit, permettant notamment l'entrée des agents **allergènes** du dehors.

AVERTISSEMENT

Attention aux produits de maquillage si vous portez des lentilles. Ils causent bien des allergies en laissant échapper de fines particules qui se glissent entre œil et lentille. On trouve chez les opticiens des cosmétiques adaptés très satisfaisants. Ne gardez jamais plusieurs jours des lentilles non jetables.

- Dans t**ous les cas**, on donnera APIS MELLIFICA, BELLADONNA 9 CH.

- Pour calmer la **douleur** de l'œil, HYPERICUM 9 CH ou en T.M. additionné d'eau en compresses pour un effet calmant et cicatrisant.

- Quand on éternue en atmosphère confinée, avec toux sèche, conjonctives **irritées**, NAPHTALINUM 9 CH remède de l'œil **blessé** par les lentilles.

Phytothérapie : en usage externe, pour les conjonctivites, fleurs de SUREAU, CAMOMILLE, ROMARIN, BLEUET, feuilles de PLANTAIN, THÉ, plante d'EUPHRAISE, à parties égales, en infusion, lotion ou compresses. Faire des bains oculaires avec SODIUM IODURÉ 59, CHLORURE DE SODIUM 59, eau distillée 1000 qs.

Oligo-éléments : pour la conjonctivite, COBALT, MANGANÈSE, CUIVRE, ZINC.
Vitamine : indispensable en cas d'allergie, la vitamine C.

CONCLUSION

D'où vient que l'allergie, pourtant si répandue, reste encore par certains côtés **mystérieuse**. Pourquoi un asthmatique est-il réveillé à une heure précise ? Pourquoi ses crises sont-elles espacées de six mois ? Pourquoi certaines maisons provoquent-elles des problèmes respiratoires chez leurs habitants ?

Les allergologues doivent se transformer en fins **limiers**. Leur approche de l'allergie s'est affinée avec la découverte de l'**hypersensibilité** qui varie à petites touches d'un individu à l'autre et des composantes **psychiques** de la maladie. Car la perte de l'immunité, appelée **immuno-dépression**, laisse le malade en butte à ses éruptions, ses dermatoses et ses suffocations.

En fait, l'allergie est une maladie de l'**adaptation** de chacun à un environnement de plus en plus **pollué** et **agressif**. On peut dire que les précoccupations des **homéopathes** et celles des **écologistes** se **rejoignent** : obtenir que chacun puisse lui-même fabriquer sa **propre immunité** dans un **milieu** normal qui le permette.

À l'allergie, l'**allopathie** apporte une réponse immédiate, symptomatique. Mais elle ne traite pas le problème en profondeur et offre toujours le risque d'une **dépendance** médicamenteuse. Elle tente de traiter **spécifiquement** l'allergie, mais les symptômes et les tests prouvent que celle-ci est **toujours là**, malgré les nombreux **médicaments** destinés à soulager la vie quotidienne des patients.

L'**homéopathie**, qui a bien du mal à faire entendre sa voix, particulièrement dans notre pays, a pourtant la **confiance** de nombreux malades. Les parents, comme les institutrices, savent que cette médecine protège la croissance de l'enfant. Elle **accepte**, voire **cultive**, le droit à la **différence** et à la **complexité** du vivant. Elle tient compte du réseau d'**influences** que subit chacun, hérédité, milieu, conditions de vie. C'est pourquoi l'expérimentation se fait sur l'**homme** et non sur l'animal.

L'homéopathie propose à l'**allergique** d'**améliorer** les données initiales et de lui permettre une **adaptation** sans violence. Elle aide le malade à vivre sans le secours d'une liste impressionnante de médicaments chimiques.

Elle est sans cesse en quête de la **vérité** profonde de l'**être vivant** pour approcher au plus près celle de la **cellule**.

ORIGINE DES MÉDICAMENTS

◆	origine végétale
●	origine animale
◇	origine minérale
□	excrétions d'origine pathologique (vaccins, etc.)

A

● ACARIENS : acariens
◆ ACONITUM NAPELUS : aconit (renonculacée)
◆ ACTAEA RACEMOSA : actée à grappes
◆ AGRAPHIS NUTANS : endymion penché (liliacée)
◆ ALIUM CEPA : oignon (liliacée)
◆ ALOE : aloès
◇ ALUMINA : alumine
◆ AMBROSIA : ambroisie à feuilles d'armoise
◇ AMMONIUM CARBONICUM : carbonate d'ammoniaque
◆ ANAGALLIS ARVENSIS : mouron des champs (primulacée)
◇ ANTIMONIUM CRUDUM : sulfure noir d'antimoine
◇ ANTIMONIUM SULFURICUM : sulfate d'antimoine
◇ ANTIMONIUM TARTAR. : tartrate double d'antimoine et potassium
● APIS MELLIFICA : abeille
● ARANEA DIADEMA : épeire diadème
◇ ARGENTUM NITRICUM : nitrate d'argent
◆ ARNICA MONTANA : arnique des montagnes
◇ ARSENICUM ALBUM : anhydride arsénieux
◇ ARSENICUM IODATUM : iodure d'arsenic
◆ ARUM TRIPHYLLUM : navet indien (aroïdée)
◆ ARUNDO DONAX : canne à sucre
◇ AURUM METALLICUM : or

B

◇ BARYTA CARBONICA : carbonate de baryum
◆ BELLADONNA : belladone
◆ BOVISTA GIGANTEA : vesse de loup géante
◇ BROMUM : brome
◆ BRYONIA ALBA : bryone (plante herbacée)

C

◆ CALADIUM SEGUINUM : arum des Antilles
◇ CALCAREA PHOSPHORICA : phosphate tricalcique
◆ CALENDULA OFFICINALIS : souci des jardins
◆ CAMBOGIA : gomme gutte
□ CANDIDA ALBICANS : lysat de cultures de Candida albicans
● CANTHARIS : cantharide
◆ CAPSICUM : piment
◆ CARBO VEGETALIS : charbon végétal
◇ CAUSTICUM : causticum d'Hahnemann
◆ CHAMOMILLA VULGARIS : camomille allemande
◆ CHELIDONIUM MAJUS : grande chélidoine
◆ CHENOPODIUM ANTHEMINTICUM : ansérine vermifuge

- ◆ CHINA RUBRA : quinquina rouge
- ◇ CHLORUM : chlore
- ◆ CISTUS CANADENSIS : herbe d'or du Canada
- ◆ CLEMATIS ERECTA : clématite droite
- ● COCCUS CACTI : cochenille du cactus
- ◆ COFFEA CRUDA : café vert
- ● CORALLIUM RUBRUM : corail rouge
- ◆ CROTON TIGLIUM : croton (arbuste)
- ◆ CULEX PIPIENS : moustique
- ◇ CUPRUM METALLICUM : cuivre

D

- ◆ DERMATOPHAGOÏDE : levure
- □ DIPHTÉROTOXICUM : lysat de culture du bacille de la diphtérie
- ◆ DOLICHOS PRURIENS : poil à gratter
- ◆ DULCAMARA : douce-amère

E

- ◆ EUPHORBIA LATHYRIS : euphorbe
- ◆ EUPHRASIA OFFICINALIS : euphraise

F

- ◇ FERRUM METALLICUM : fer
- ◇ FERRUM PHOSPORICUM : phosphate de fer
- ◇ FLUORICUM ACIDUM : acide fluorhydrique
- ◆ FUMARIA : fumeterre

G

- ◆ GELSEMIUM : gelsémine (jasmin jaune sauvage)
- ◇ GRAPHITES : graphite

H

- ◇ HEPAR SULFUR : foie de soufre calcaire de Hahnemann
- ◆ HERBA SANTA : herbe sainte
- ● HISTAMINUM : histamine
- ◆ HYDRASTIS : hydrastis (renonculacée)
- ◆ HYPERICUM PERFORATUM : millepertuis (hypericacée)

I

- ◆ IGNATIA AMARA : fève de Saint Ignace
- □ INFLUENZINUM : vaccin antigrippal de l'Institut Pasteur
- ◇ IODUM : iode
- ◆ IPECA : ipéca (racine)
- ◆ ISOMOISISSURES : culture de moisissures

J

- ◆ JUGLANS CINAREA/REGIA : noyer d'Amérique/d'Europe

K

- ◇ KALIUM BICHROMICUM : bichromate de potasse
- ◇ KALIUM CARBONICUM : carbonate dipotassique

◇ KALUM IODATUM : iodure de potassium
◇ KALUM MURIATICUM : chlorure de potassium
◇ KALUM NITRICUM : nitrate de potassium
◇ KALIUM PHOSPHORICUM : phosphate dipotassique
◆ KREOSOTUM : créosote de hêtre

L

□ LACHESIS MUTUS : venin du trigonocéphale
◆ LAPPA MAJOR : bardane, herbe aux teigneux
◆ LEDUM PALLUSTRE : lédon des marais (éricacée)
◆ LEMNA MINOR : lentille d'eau
◆ LOBELIA INFLATA : lobélie ou tabac indien
◆ LYCOPODIUM : lycopode (plante à tige grêle)

M

◇ MAGNESIA PHOSPHORICA : phosphate de magnésium
● MEDUSA : méduse
● MEPHITIS PUTORIUS : putois
◇ MERCURIUS CYNATUS : cynanure de mercure
◆ MERCURIUS SOLUBILIS : mercure soluble de Hahnemann
● MEZEREUM : bois gentil
● MOSCHUS : musc
◇ MURIATICUM ACIDUM : acide chlorhydrique
◆ MYRISTICA SEBIFERA : laurier sauvage, arbre à suif

N

◇ NAPHTALINUM : naphtaline
◇ NATRUM CARBONICUM : carbonate de soude
◇ NATRUM MURIATICUM : sel marin
◇ NATRUM SULFURICUM : sulfate trisodique
◇ NITRICUM ACIDUM : acide nitrique
◆ NUX VOMICA : noix vomique

P

□ PARATHYPHOÏDUM : lysat de culture du bacille de la parathyphoïde
◆ PENICILLINUM : pénicilline
◇ PETROLEUM : pétrole
◇ PHOSPHORUS : phosphore blanc
◆ PLATANUS : platane
◆ POLLEN : pollen
□ POUMON HISTAMINE : poumon histamine
◆ PRIMULA OBCONINA : primevère du Tibet
□ PSORINUM : nosode de la pustule de l'acare
PTEROMYSSIMUS :
● PULEX : puce
◆ PULSATILLA : anémone pulsatille
□ PYROGENIUM : nosode antipurulent

R

◇ RADIUM BROMATUM : bromure de radium

- ♦ RAPHANUS : radis noir
- ♦ RHODODENDRON : rose de Sibérie
- ♦ RHUS TOXICODENDRON : sumac vénéneux
- ♦ RIBES NIGRUM : cassis
- ♦ ROSA CANINA : fruit de l'églantier
- ♦ RUMEX CRISPUS : patience sauvage
- ♦ RUTA GRAVEOLENS : rue fétide

S

- ♦ SABADILLA : cévadille (liliacée)
- ♦ SAMBUCCUS NIGRA : sureau
- ♦ SANGUINARIA CANADENSIS : sanguinaire du Canada
- ♦ SANTA HERBA :
- ♦ SAPONARIA : saponaire officinale
- ♦ SELENIUM : sélénium
- ● SEPIA : encre de seiche
- ● SERUM EQUI : sérum de cheval
- ◇ SILICEA : silice
- ♦ SINAPIS NIGRA : moutarde noire
- ◇ SOL : soleil (préparation soumise au rayonnement solaire)
- ● SPONGIA TOSTA : éponge torréfiée
- □ STAPHYLOCOCCINUM : lysat de cultures de staphylocoques
- ♦ STAPHYSAGRIA : dauphinelle (plante ornementale)
- ♦ STICTA PULMONARIA : lichen pulmonaire
- ◇ SULFUR : soufre sublime lavé

T

- ● TARENTULA HISPANICA : tarentule
- ♦ TEUCRIUM SCORODONIA : sauge des bois, germandrée
- ● THERIDION : araignée noire de Curaçao
- ♦ THUYA : thuya
- ● THYMUSINUM : thymus
- ● THYROÏDIA : thyroïde
- □ TUBERCULINUM : tuberculine brute

U

- ♦ URTICA URENS : ortie brûlante

V

- □ VACCINOTOXINUM : toxines pour vaccin
- ♦ VERATRUM ALBUM : veratre ou hellébore blanc (liliacée)
- ● VESPA CARBRO : venin de guêpe
- ♦ VINCA MINOR : pervenche
- ♦ VIOLA TRICOLORE : pensée sauvage (violacée)
- ● VIPERA REDI : venin de vipère aspic

Z

- ♦ ZEA ITALICA : maïs

INDEX DES SYMPTÔMES ET DES MALADIES

TABLE DES MATIÈRES

Imprimé en France, par la Société Nouvelle Firmin-Didot - N° 58967
Dépôt légal : 21309, mars 2002
ISBN : 2-01-236588-4
23-6588-02/0